Cadeias musculares e articulares

Dados Internacionais de Catalogação na Publicação (CIP)
(Câmara Brasileira do Livro, SP, Brasil)

Denys-Struyf, Godelieve
   Cadeias musculares e articulares : o método G.D.S. / Godelieve Denis-Struyf [tradução Lucia Campello Hahn]. – São Paulo: Summus, 1995.

   Título original: Les chaines musculaires et articulares: la méthode G.D.S.
   ISBN 978-85-323-0479-7

   1. Fisioterapia 2. Psicologia fisiológica 3. Sistema musculoesquelético 4. Tipologia (Psicologia) I. Título.

95-4874   CDD-615.82

Índice para catálogo sistemático:

1. Método G.D.S. : Fisioterapia 615.82

Compre em lugar de fotocopiar.
Cada real que você dá por um livro recompensa seus autores
e os convida a produzir mais sobre o tema;
incentiva seus editores a encomendar, traduzir e publicar
outras obras sobre o assunto;
e paga aos livreiros por estocar e levar até você livros
para a sua informação e o seu entretenimento.
Cada real que você dá pela fotocópia não autorizada de um livro
financia o crime
e ajuda a matar a produção intelectual de seu país.

Cadeias musculares e articulares
O método G.D.S

Godelieve Denys-Struyf

summus editorial

Do original em língua francesa
LE CHAINES MUSCULAIRES ET ARTICULAIRES
La méthode G.D.S.
Copyright © 1995 by Godelieve Denys-Struyf
Direitos desta tradução adquiridos por Summus Editorial

Tradução: **Lucia Campello Hahn**
Capa: **Carlo Zuffellato / Paulo Humberto Almeida**
Impressão: **Sumago Gráfica Editorial Ltda.**

Summus Editorial
Departamento editorial:
Rua Itapicuru, 613 – 7º andar
05006-000 – São Paulo – SP
Fone: (11) 3872-3322
Fax: (11) 3872-7476
http://www.summus.com.br
e-mail: summus@summus.com.br

Atendimento ao consumidor:
Summus Editorial
Fone: (11) 3865-9890

Vendas por atacado:
Fone: (11) 3873-8638
Fax: (11) 3873-7085
e-mail: vendas@summus.com.br

Impresso no Brasil

Para a equipe que me auxiliou

SUMÁRIO

Prefácio 9

Apresentação do Método 13
Introdução 16
O método G.D.S. 19

Capítulo 1
Apresentação de cinco estruturas psicocorporais, bases do método G.D.S. 21

Capítulo 2
Análise do modo como funcionam em nós as seis estruturas psicocorporais basais 27

1º
NO PLANO SAGITAL, TRÊS MODALIDADES SÃO FUNDAMENTAIS 28

2º
INTRODUÇÃO À ANÁLISE DAS TRÊS ESTRUTURAS PSICOCORPORAIS PRINCIPAIS 30

3º
DESENVOLVIMENTO DOS PRIMEIROS FUNDAMENTOS PSICOCORPORAIS DO
MÉTODO G.D.S. 38

A)
Funcionamento das três principais estruturas psicocorporais no plano sagital 39

A expressão corporal "PM" 41

A expressão corporal "AM" 53

A expressão corporal "PA AP" 63
A estrutura "PA" 72
A estrutura "AP" 74
A estrutura "PA AP" 98

B)
Funcionamento nos planos frontal e horizontal de duas estruturas
psicocorporais secundárias 107

A dupla PL — AL 109

A expressão corporal "PL" 117

A expressão corporal "AL" 123

4º
"ESSAS CADEIAS QUE NOS ACHATAM" 129

PREFÁCIO

Para melhor compreender o Método G.D.S., que este volume apresenta ao leitor brasileiro, seria oportuno lembrar a trajetória da autora até que ela elaborasse os postulados de seu método.

De família belga, Godelieve Denys Struyf nasceu no antigo Congo Belga (atual Brazzaville) e lá viveu até os 16 anos, em uma fazenda de cacau. Esse período, decisivo na organização da maneira de pensar do ser humano, foi vivido no seio de uma etnia e de uma cultura completamente diversas daquelas de sua origem familiar.

Chegando aos 16 anos à Bélgica, nossa autora matriculou-se na Escola de Belas Artes de Bruxelas, pois era bastante conhecido, em sua família, seu dom inato de desenhista, sobretudo retratista.

Esse talento natural, somado aos anos em que refinou sua técnica de observação do modelo, imprimiria uma característica fundamental em sua futura abordagem terapêutica e docente: "aprender a ver". Em todos os estágios de seus cursos, Godelieve ensinará a seus alunos como diferenciar na figura humana os inúmeros aspectos que a personalizam como indivíduo de uma espécie. Além das características raciais e culturais, a autora irá considerar os modos de funcionamento e gestão de cada estrutura humana que a tornam um exemplar único.

Este livro nos propõe chaves para uma percepção apurada das diferentes possibilidades do desenho humano, dessa forma que, por injunções diversas, cada indivíduo acaba "escolhendo" para sua postura.

Em seus ensinamentos, a autora ressalta que "o homem é uma estrutura em pé", referindo-se, com essa conceituação, a tudo aquilo que é próprio da evolução da espécie humana. Para que se consolidasse o repertório de movimentos à disposição do homem em sua ação e expressão, foi necessário que o "animal humano" se colocasse em pé, ficando com seus braços livres.

Godelieve sempre considerou imprescindível analisar a forma humana na posição ereta, na sua pulsão global. Somente desse modo ficam evidentes as diferentes maneiras que cada indivíduo encontra para lidar com as imposições da gravidade, em diferentes arranjos e deslocamentos das massas corporais.

Não surpreende que, com o tempo, ela tenha passado a se interessar também pelas alterações que a forma humana apresenta quando o organismo é vitimado por alguma afecção ou patologia. Ela já havia esboçado as bases de uma classificação original das diferentes tipologias humanas antes mesmo de seus estudos de fisioterapia.

A visão acadêmica dos tipos humanos transmitida por seus professores parecia-lhe rudimentar e reducionista e, por isso mesmo, questionável. Ela já percebera que a organização dos elementos estruturais e funcionais comuns a todos os homens variava enormemente em qualidade e quantidade em cada caso. Em sua experiência de ver e compreender, a autora já havia avançado muito além dos limites do *curriculum* tradicional. Percebera que os acidentes de percurso podiam alterar significativamente uma tipologia original e que um mesmo acidente afetava diferentemente cada indivíduo, fato esse que não era explorado em profundidade pela academia.

Que tipo de corpo possuímos? Qual é, verdadeiramente, o desenho que ele apresenta, enquanto somatória de nossas escolhas comportamentais e também face às imposições ditadas por circunstâncias exteriores? Em outras palavras, que projeto acaba por se definir em cada corpo?

Para Godelieve, classificações do gênero "brevilíneo", "longilíneo", "normolíneo" etc. não eram capazes de abarcar as diferentes possibilidades da forma humana.

Durante sua formação acadêmica, Godelieve encontrou outros motivos de insatisfação. As técnicas de tratamento das patologias motoras oferecidas ao estudante eram apresentadas como receitas aplicáveis a todo e qualquer caso. A autora acreditava, porém, que, antes de aplicar a receita, era necessário um estudo das diferentes modalidades de "gestão" da mecânica corporal. As terapias propostas para casos de lombalgia, joanete, artrose de joelho etc. pareciam, todas elas, receitas corretas. Entretanto, não seria antes indispensável identificar a conjunção de fatores que causara naquele indivíduo a disfunção, para oferecer então um tratamento mais eficaz?

As causas de uma lesão no aparelho locomotor associam-se, com freqüência, à impulsão global do corpo na posição ereta, diferente em um e outro indivíduo. Cada impulsão determina gestos preferenciais, e a repetição desses gestos fixa uma tipologia.

Não parecia correto que a mesma estratégia terapêutica fosse proposta para indivíduos possuidores de desenhos posturais diferentes. Um indivíduo que apresentasse curva lordótica pronunciada na região lombar não deveria ser tratado da mesma forma que outro, sem curva lombar, em um caso de nevralgia do ciático, por exemplo. Foram dúvidas e indagações dessa ordem que a estimularam em suas pesquisas.

O método G.D.S. busca sempre as associações de cada patologia do aparelho locomotor com determinada tipologia motora e comportamental. Para ele, não há técnicas terapêuticas "boas" ou "más". O essencial é a prescrição exata de uma ou outra técnica, desde que adaptada individualmente ao doente, em função do "terreno" que este apresenta.

Este livro nos permite o exercício de ver e comparar inúmeros perfis humanos. A impulsão do corpo humano vista no plano sagital — por isso algumas silhuetas nas ilustrações deste livro aparecerem sem braços — é dado fundamental para se poder "ver" realmente o indivíduo em uma situação terapêutica. Somente então deve-se passar à análise segmentar.

As tipologias não são da mesma espécie que outros exercícios tipológicos populares no século passado, que submetiam a variedade humana a esquematizações restritas — freqüentemente com implicações valorativas.

Os "tipos" propostos pela autora são absolutamente neutros, não existindo "melhores" ou "menos bons". Também não pretendem ser definitivos. Ao contrário, revelam "instantâneos" na vida de uma pessoa. Servem para que o indivíduo entre em contato com suas predisposições, seus pontos fortes e fracos, tanto no terreno mecânico quanto no orgânico. São úteis para que o indivíduo avalie se, em seu cotidiano, age a favor ou contra essas predisposições. Servem, ainda, para identificar, e se possível, eliminar elementos parasitas que deturparam um projeto de base.

Ao analisar um paciente, o terapeuta trabalha por comparação e aproximação com os modelos propostos por Godelieve em seu método. Nenhum ser humano identifica-se inteiramente com qualquer desses tipos. Na verdade, cada um de nós é um composto dos cinco tipos propostos pelo Método G.D.S. as cinco estruturas morfocomportamentais —, porém em quantidade e qualidade variáveis para cada um.

Impulsos comportamentais estão necessariamente associados a uma disposição particular das alavancas ósseas e das cadeias musculares. Mme. Struyf sabe ver como poucos as particularidades de cada esqueleto humano submetido a seu olhar. Com igual perícia, identifica as marcas — boas, aceitáveis ou claramente prejudiciais — que a ação moderadora dos músculos deixou na organização do conjunto corporal até aquele instante.

Alguns músculos específicos vão agir de modo preferencial para expressar um autêntico impulso interior ou para manifestar um comportamento exigido pelas circunstâncias. Ao contemplar seu paciente, Godelieve vê um amálgama, a forma ditada por características e potencialidades genéticas mescladas a acréscimos e/ou subtrações decorrentes da experiência vivida. Enfim, um amálgama da "tipologia basal" com a "tipologia adquirida", conforme os conceitos estabelecidos pela autora. Tanto melhor se *basal* e *adquirido* estão presentes de forma harmoniosa, sem indicação de que as circunstâncias tenham contrariado ou deturpado o projeto genético. O amálgama da tipologia de base e da tipologia adquirida irá circunscrever um TERRENO, para finalidades terapêuticas.

Godelieve D. Struyf não é a única terapeuta a insistir na *abordagem global*. Mas, seguramente, o seu "global" é surpreendentemente mais rico e nuançado que outros. Aí estão presentes o hereditário, o genético, o racial, o cultural, o familiar, o profissional, o social. E, no centro desse quadro, o projeto pessoal da forma e do comportamento a serem desenvolvidos ao longo da vida.

Veremos, nas páginas deste livro, muitas silhuetas humanas, por vezes apresentadas em "leques" comparativos organizados segundo sua maior ou menor proximidade com um parâmetro tipológico. As variações dessas silhuetas em relação à "silhueta-tipo" representam as soluções encontradas individualmente na adaptação ao ambiente, que favorecem — ou comprometem — o projeto basal.

Podemos e devemos vivenciar toda a variedade de pulsões humanas. E nosso corpo deve poder expressá-las todas idealmente. Atravessar a vida repetindo um repertório limitado de formas corporais não só leva ao sofrimento concreto do corpo como ao apequenamento de suas possibilidades de fruição.

Existe em cada corpo um mecanismo delicado, que é pura respiração e ritmo, e que não pode ser contrariado. É ele que torna possível o livre trânsito entre todas as estruturas morfocomportamentais à nossa disposição. Esse mecanismo se presentifica nos músculos da cadeia que a autora denomina AP.

São eles a garantia da liberdade do corpo e, por extensão, da liberdade de comportamento.

Preservar a mobilidade e o ritmo desses músculos impede que qualquer cadeia muscular marque excessivamente o conjunto do corpo e limite-o, assim, a uma única expressão. Este livro trata principalmente do funcionamento e das possibilidades regenerativas da cadeia AP. Na verdade, o leitor que entra em contato com o método G.D.S. por meio deste livro encontrará, além de inestimáveis recursos de análise tipológica, a chave preciosa de vida e saúde oferecida pelo estudo da cadeia AP.

Neste volume, o leitor será iniciado na tipologização G.D.S., que orienta com segurança a escolha de caminhos terapêuticos. A partir daí, o Método G.D.S. proporá que o terapeuta conduza o paciente ao "desabrochar" consciente de seu tipo, eliminando, ao mesmo tempo, os excessos. Este livro permite, assim, acompanhar a trajetória de uma percepção privilegiada, que, partindo de uma acurada classificação tipológica, indica o caminho para a liberdade perante as imposições do próprio tipo.

São Paulo, outubro de 1995.

Lúcia Campelo Hahn e Ivaldo Bertazzo
Diretores do Centro Brasileiro de Cadeias
Musculares e Técnicas G.D.S.

APRESENTAÇÃO DO MÉTODO

O método das cadeias osteoarticulares e músculo-aponevróticas e as técnicas G.D.S. foram concebidos e elaborados nos anos 1960-1970 por Godelieve Denys-Struyf.

Fazendo uso da experiência de quinze anos como retratista, da análise morfológica e psicológica das formas, da antropometria, a autora teve a idéia de aplicar esse modo de observação à fisioterapia, no contexto das deformações e algias do sistema locomotor. Seu objetivo foi realizar uma abordagem mais individualizada da mecânica humana.

Depois, esse método de trabalho também revelou-se útil em vários outros domínios.

Partindo da noção de que "o corpo é linguagem", a autora estabeleceu as bases de uma *compreensão psicocorporal* que tanto se aplica à criança quanto ao adulto, no contexto de uma ginástica e de uma *utilização corporal* mais consciente e mais adaptada às características individuais.

As particularidades que definem as diferentes bases psicocorporais são aproveitadas, por exemplo, para o acompanhamento dos pais durante a gravidez e o parto.

Essas noções se destinam não somente aos pais, mas a todas as pessoas que cuidam de crianças, para *compreendê-las* e *acompanhá-las* durante o seu crescimento.

O corpo oferece meios de comunicação e caminhos terapêuticos excepcionais, em especial quando a palavra está ausente, é inadequada, desadaptada ou viciada. Importante é estar em condições de ver, compreender e responder às mensagens gestuais e posturais. Elas são PALAVRAS que, se ouvidas e compreendidas, contribuem para aliviar o desconforto humano.

TRÊS ABORDAGENS

O método das cadeias osteoarticulares e músculo-aponevróticas G.D.S. reúne essencialmente três abordagens.

1?) É um método de leitura da postura, do gesto e das formas do corpo que proporciona elementos para melhor *compreender* o bebê, a criança e o adulto, e elementos para o *diálogo*. Um método de leitura para um diálogo, mas também destinado a delimitar um TERRENO psicofisiológico, seus pontos fortes e fracos, para uma abordagem terapêutica ou uma estratégia preventiva.

2?) É um método de conscientização, de ginástica e de utilização psicocorporal. Com base na leitura já mencionada, as observações concernentes ao modo de utilizar o corpo determinam MODOS DE EMPREGO para uma gestão mais adequada do sistema locomotor, para uma ginástica personalizada e para a utilização harmoniosa do corpo visando preservar sua mecânica.

Será particularmente enfatizado um trabalho aprofundado de CONSCIENTIZAÇÃO da estrutura OSTEOARTICULAR, pois, para uma boa utilização corporal é preciso "vivenciar-se como organismo solidamente estruturado".

Pensar, visualizar, perceber uma ossatura, isto é, nossa estrutura óssea, nosso suporte, constitui um processo que nos consolida psicocorporalmente, sendo essencial para definir a forma, para vivenciar-se como um ser ativo e criativo.

Corrigir as imagens errôneas que se tem do próprio corpo e seu funcionamento, vivenciar-se CONSTRUÍDO com imagens corretas é essencial para funcionar com mais facilidade e para evitar os "movimentos incorretos" que aceleram o desgaste.

Isso é ainda mais importante para acelerar o progresso quando é preciso superar uma deficiência, seqüelas de um traumatismo, de uma intervenção cirúrgica ou ainda atenuar dores reumáticas.

3?) É um método de cuidados terapêuticos, de MODELAGEM, de AJUSTAMENTO osteoarticular e de REGULARIZAÇÃO das tensões musculares. Esse aspecto do método é comparável ao que poderíamos chamar de ESCULPIR O SER VIVO. O corpo é modelado, ajustado, com a ajuda de apoios, de manobras que associam contrações isométricas, alongamentos, posturas e modelagem associada a massagens. Essas massagens podem ser profundas ou mecânicas, ligeiras ou energéticas, principalmente reflexas.

Mas o método das cadeias G.D.S. insiste um fato: a facilidade motora, O FUNCIONAMENTO HARMONIOSO DO CORPO, seu EQUILÍBRIO, sua UNIDADE e sua CENTRAÇÃO, tanto no bebê quanto no adulto, não remetem apenas a desbloqueios de articulações, nem de cadeias musculares nem de emoções. O funcionamento harmonioso do corpo é sobretudo uma questão de construção, estruturação psicocorporal lenta, paciente e precisa de um corpo e de um espírito, geralmente fragmentados por nossos modos de pensamento e de vida. É um corpo a construir ou reconstruir, uma morada onde realizar a CENTRAÇÃO e a UNIDADE DA PESSOA.

Nossa época propõe, essencialmente, como desfazer, diluir e eliminar — e muito pouco no sentido de consolidar, refazer e enraizar.

Desfazer é um passo, mas é preciso consolidar para obter resultados.

ITINERÁRIO

As aplicações propostas seguem de algum modo o itinerário vivido pela autora do método G.D.S.

Nascida e criada na África, ela seguiu na Europa uma formação artística especializada na forma humana. Aprendeu a comparar, olhar. Tornou-se terapeuta, conscientizando-se de que as pessoas, geralmente, são submetidas a métodos e técnicas que são os mesmos para todos. Pareceu-lhe conveniente, pelo contrário, adaptar os métodos e técnicas às pessoas. Para conseguir isso, foi preciso procurar os meios. A autora a isso se dedicou e prosseguiu sua busca ajudada por um sentido de observação apurado como retratista.

Godelieve Denis-Struyf acredita que não há técnicas boas nem más; há, isto sim, aplicação desastrosa de técnicas quando, seguindo a moda ou a rotina, elas são aplicadas em todos os indivíduos indiscriminadamente. Ou quando, sem objetividade, os terapeutas projetam sobre o outro a própria vivência, buscando através dele os processos da própria terapia. Quanto mais eficaz for a técnica mais ela cura, e mais pode também destruir. Além de uma abordagem mais individualizada, o método G.D.S. propõe a cada um, sobretudo, a possibilidade de CUIDAR DE SI MESMO...

Há um terapeuta em cada um de nós. A dependência não é incentivada, cada um pode tomar consciência de que pode dispor das chaves de sua morada. Pelas vias do corpo, com essas "chaves do corpo", cada um pode aprender a GERIR, aprender a desenvolver uma estratégia de prevenção psicocorporal bem calibrada ou contribuir para a cura do organismo que ficou doente.

I.C.T.G.D.S.*

---

* O método das "cadeias G.D.S." é ensinado e aplicado no I.C.T.G.D.S. — Institut des Chaînes Musculaires e Téchniques G.D.S., rue de la Cambre nº 227, B-1150, Bruxelas, Bélgica. Tel.: 32-2-771 79 15. Fax: 32-2-772 33 49.

INTRODUÇÃO

O termo "CADEIAS" é aqui utilizado no contexto de uma abordagem que ultrapassa amplamente o conceito exclusivo de um encadeamento de músculos unidos ponta a ponta.

• Em primeiro lugar:

Essa noção de "cadeias" articulares e musculares prolongadas pelas aponevroses evoca, prioritariamente, uma organização que unifica o sistema locomotor. Uma organização que unifica o corpo, da cabeça às mãos e aos pés.

Esse conceito de solidariedade entre os músculos, aponevroses e articulações nasceu da síntese de nossas constatações e também da considerável contribuição dos trabalhos daqueles que, movidos pelas mesmas preocupações, foram levados por caminhos que têm alguns pontos de convergência com o nosso. Há muitos anos esse conceito é objeto de nossas observações, de pesquisas, de centenas de estudos e de análises biométricas, de fotos, mensurações, testes etc.

• Em segundo lugar:

Essa solidariedade muscular, aponevrótica e osteoarticular não se limita ao sistema locomotor, mas abrange a unidade da estrutura humana e aquilo que a anima. Essas cadeias formam conjuntos "psiconeuromusculares" que se fazem e se desfazem ao sabor da expressão corporal, postural e gestual.

• Em terceiro lugar:

O termo "cadeias" se refere a um procedimento preventivo e terapêutico dirigido a processos psicofísicos que, de certa maneira, "encadeiam", aprisionam.

De fato, pode vir a ocorrer que os conjuntos psiconeuromusculares, que se fazem e se desfazem, não se desfaçam.

Antes cadeias de solidariedade, elas se tornam cadeias de prisioneiro. Essas tensões musculares, tracionando as aponevroses, fazem surgir desvios nas articulações.

Utilizamos o termo "seqüências articulares" para designar o conjunto desses desvios, alguns deles ainda flexíveis, outros evoluindo para deformações rígidas que afetam o conjunto da estrutura óssea de modo preciso, característico e mais ou menos pronunciado.

Esses desvios e deformações em cadeia indicam expressões corporais que se fixaram. Indicam, no mais das vezes, nossas contradições, tensões decorrentes de nossas escolhas, de um comportamento; são mensageiras que revelam nossos traumatismos, excessos, disfunções, desconfortos paulatinamente gravados em nossos tecidos. Essas seqüências articulares constituem uma linguagem e dão indicações para compreender e facilitar a conscientização.

O método G.D.S. propõe precisamente uma compreensão desses processos "psicocorporais" para uma gestão mais eficiente dos nossos modos de funcionamento, para um modo de usar nossas articulações. Para reduzir e até mesmo superar vários incômodos, disfunções e processos que conduzem a uma condição patológica, ao fechamento, à diminuição, ao sofrimento.

• Em quarto lugar:

Essas cadeias são "cadeias de comunicação e de trocas" no interior do corpo e com o exterior. Se meus tornozelos ignoram meus joelhos, se meus quadris não protegem minhas vértebras lombares e solicitam excessivamente as articulações sacro-ilíacas, se minha primeira junta cervical não funciona harmoniosamente com a bacia, se minha mão direita não se coordena facilmente com o pé esquerdo etc., meu corpo está efetivamente em dificuldade, dificuldade de comunicação.

Este corpo cujos segmentos se isolam, como diriam os orientais, é "um corpo em que a ENERGIA não flui". Em todo caso, é um corpo cuja unidade está comprometida; as trocas deixam de acontecer em suas estruturas.

Além disso, se, para olhar para trás, for preciso mover todo o tronco porque o pescoço está fixo, psíquica e/ou fisicamente, se os quadris não deslizam nas articulações coxo-femurais mas parecem se articular com a coluna lombar, quando a criança não vê o adulto utilizar seu corpo em curvas e espirais, quando o cotidiano se limita a gestos rígidos, limitados, ela também, conformando-se ao modelo que observa, atrofiará seu próprio gestual.

Como então se efetuará a comunicação com o outro? Com qual linguagem corporal, quais expressões, qual gestual mecanizado, estereotipado... até mesmo no esporte?

Curiosa e paradoxalmente nossa época atingiu o ponto máximo da COMUNICAÇÃO, mas não se comunica com o corpo, de pessoa para pessoa. Nossa época facilita, amplia, favorece as trocas por meio de máquinas, aparelhos interpostos. O corpo, maravilhoso instrumento de comunicação, se contenta com próteses. É isso o progresso?

E, precisamente, essa ENERGIA de que falam misteriosamente os orientais, não seria ela algo que, em nós e ao nosso redor, poderíamos chamar de CALOR HUMANO?

Não seria ela simplesmente a VIDA que circula em nossos tecidos e se comunica graças a um olhar, a uma relação viva, pelos CONTATOS HUMANOS?

Esses contatos e interações acontecem em nós, conosco e com o meio, a partir de um corpo vivido, humanizado, concretizado e que fala! Que se expressa com a ajuda desses conjuntos psiconeuromusculares que mobilizam as cadeias ósseas e articulares e que ativam e vitalizam aquilo que a estrutura humana contém e protege. Com a ajuda de um corpo cujas "cadeias" ainda flexíveis circulam de uma ponta à outra, da cabeça às mãos e aos pés, para fazer e desfazer as posturas, a mímica e os gestos em múltiplas expressões, ricas em mobilidade, vida e sentido.

G.D.S.

O MÉTODO G.D.S.

O corpo como linguagem que nos guia em um procedimento pro-
filático e terapêutico adaptado.

Uma fisioterapia dos problemas estáticos, osteoarticulares e das
dores reumáticas, em uma abordagem psicossomática.

Cinco estruturas psicocorporais, uma das quais é dupla, ou seja,
seis estruturas interdependentes e interatuantes que
FUNCIONAM JUNTO.

Capítulo 1

APRESENTAÇÃO DAS CINCO ESTRUTURAS PSICOCORPORAIS, BASES DO MÉTODO G.D.S.

Uma delas é dupla, levando seu número a seis.

**Mobilizado e levado por elas,
o corpo começa a se expressar a partir de seis
formas de equilíbrio natural em pé.**

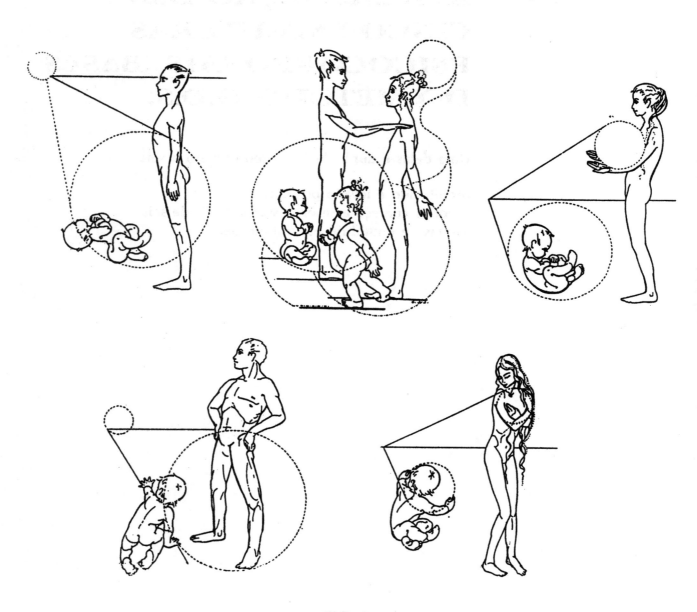

FIG. 1

Utilizamos nosso corpo a partir daquilo que percebemos e experimentamos, para traduzir nossas emoções e nossa vivência (**Figura 1**)

O corpo se expressa com a ajuda de nossos músculos, pela postura, pelo gesto e pela mímica. Mesmo se a expressão for inibida, o sistema neuromuscular é ativado da cabeça às mãos e aos pés. Pensamentos e emoções acionam grupos musculares. Também no método G.D.S. a linguagem corporal e o comportamento são designados em associação com o sistema muscular que concretiza a mensagem.

Esses conjuntos musculares colocam os segmentos do corpo em estado de prontidão, prontos para a linguagem e para a ação. A tensão então aumenta nos músculos envolvidos, qualquer que seja a expressão permitida.

Esse sistema muscular, mobilizando ou pronto para mobilizar a estrutura óssea, traciona as aponevroses e instala, principalmente quando a ação é inibida, linhas de tensão definidas pelo termo "cadeias músculo-aponevróticas".

No contexto do método G.D.S., o diálogo com a pessoa começa pela observação de sua EXPRESSÃO EM PÉ, em particular pela observação dos modos por ela adotados para encontrar seu EQUILÍBRIO na posição em pé natural.

Na base do método há seis formas primárias de expressão corporal, ligadas, conforme a designação, aos conjuntos musculares que as produzem.

As formas de expressão corporal consideradas principais ou BASAIS são associadas às formas adotadas para garantir o equilíbrio do corpo em pé no PLANO SAGITAL.

Essas formas de expressão têm como referência um "leque" de três posturas, uma das quais, a central, é dupla (**Figura 2**).

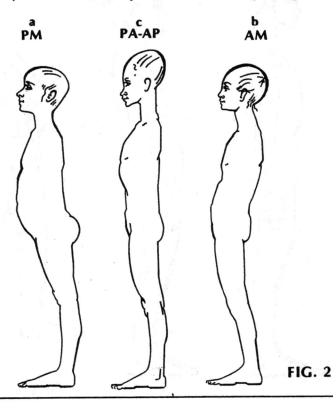

FIG. 2

Elas implicam quatro direções do espaço relativas ao corpo: frente, atrás, acima e abaixo (de algum modo em analogia com o céu e a terra, o sul e o norte).

Podemos distinguir quatro formas principais de expressão e duas formas secundárias (**Figura 3**).

As expressões corporais chamadas de SECUNDÁRIAS estão associadas às atitudes do corpo em pé, observadas no plano FRONTAL e no plano HORIZONTAL.

Elas implicam duas outras direções no espaço e, principalmente, no âmbito do corpo, um eixo horizontal que define a esquerda e a direita (numa espécie de analogia com o leste e o oeste).

No plano FRONTAL e no plano HORIZONTAL, essas duas outras formas de equilíbrio determinam um complemento de expressão humana e podem se associar às formas BASAIS mencionadas.

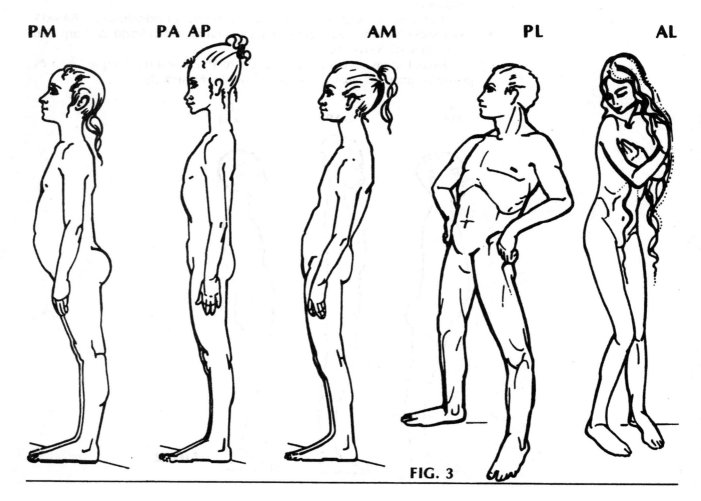

FIG. 3

Frente e atrás, acima e abaixo, esquerda e direita: o espaço em que o corpo se move é figurado por essas seis direções (**Figura 4**)

Nossas formas de equilíbrio e os seis grandes conjuntos musculares serão relacionados ao diálogo que o corpo estabelece a partir de sua percepção do espaço, do tempo e das escolhas decorrentes.*

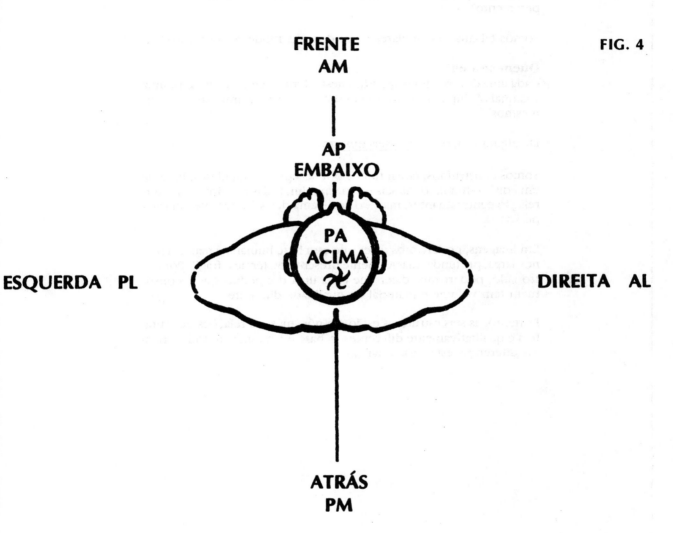

FIG. 4

---

* "Porque seis cadeias?" — esta pergunta foi feita pelo dr. Jean Lerminiaux. De acordo com o médico, a resposta é encontrada no estudo do desenvolvimento do sistema nervoso. Agradecemos a ele por suas contribuições às nossas pesquisas e pela compreensão das cadeias musculares.

Três que são QUATRO mais duas:
ou seja, SEIS estruturas em uma

O que sou eu?
Um morfotipo, uma tipologia comportamental, um caráter, um temperamento?

Somos tal qual ou similares a um dos seis modelos propostos?

Quem sou eu?
Cada uma das estruturas descritas neste livro — cinco estruturas, uma das quais é dupla, resultando em seis — constitui uma parte de nós mesmos.

De algum modo, <u>somos seis em um.</u>

Somos construídos, constituídos por seis pedras angulares, base de um edifício humano. As seis estão em mim, todas reunidas em inter-relação e interatuantes, mas... o amálgama delas é diferente em cada pessoa.

Em imagens, poderíamos dizer que essa base humana é mais ou menos larga, profunda, maciçamente presente ou tênue e frágil. Por outro lado, poderíamos dizer que cada uma das pedras que a constituem tem volume e material de qualidade diferente.

Portanto, as seis estruturas estão em nós, mas em relações quantitativa e qualitativamente diferentes. A base é a mesma em todos, nossas diferenças estão nas nuanças.

Capítulo 2

ANÁLISE DO MODO COMO FUNCIONAM EM NÓS AS SEIS ESTRUTURAS PSICOCORPORAIS BASAIS

Dados essenciais dos processos de funcionamento, isolados em cada uma das partes, mas, principalmente, observação das inter-relações e interação no conjunto.

1º

> NO PLANO SAGITAL, TRÊS MODALIDADES SÃO FUNDAMENTAIS. FORMAM UM LEQUE DE TRÊS ESTRUTURAS PSICOCORPORAIS, UMA DAS QUAIS É DUPLA.

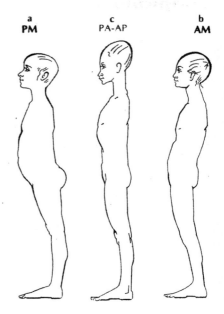

Nossos gestos e nossas atitudes são variadas, mas, como podemos ver no esquema da Figura 2, nossas estáticas são caracterizadas principalmente pela escolha de um tipo de equilíbrio. Acreditamos que essa escolha é uma linguagem, expressão de um modo de ser e de um comportamento.

Nossa análise se apóia, em princípio, no estudo das modalidades de equilíbrio em pé observado no plano sagital. As atitudes, as formas e os gestos resultantes são estudados posteriormente.

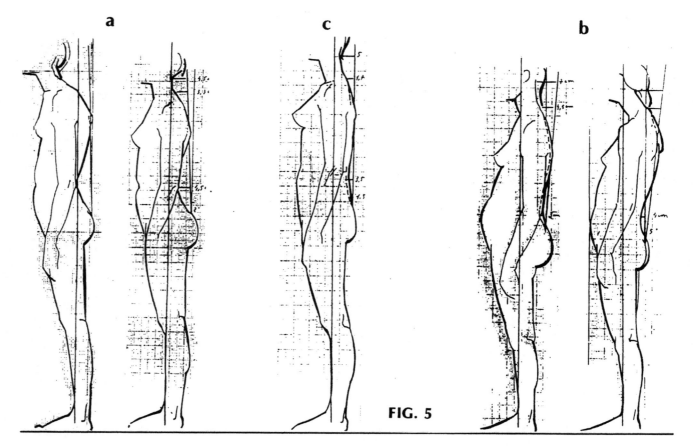

FIG. 5

Observadas de perfil, as atitudes variam em diversas combinações, mas podemos destacar três formas essenciais, que podem dominar uma estrutura ou combinar entre si. São três modalidades para se manter de pé em posição natural de equilíbrio ântero-posterior.

Para facilitar a observação, procedemos por comparações (**Figura 5**). Os desenhos são dispostos em leque a partir de uma atitude central, cujo eixo é a vertical ACIMA-ABAIXO.

Na frente da figura central são dispostas uma ou várias atitudes, que têm em comum uma tendência a bascular para a FRENTE.

Atrás da figura de referência são reunidas uma ou várias atitudes com uma mesma tendência, de bascular para TRÁS.

Essas três modalidades se manifestam de modo bem característico em todas as idades. As **Figuras 6**, **7**, **8** e **9** ilustram isso. Elas são extraídas de um longo estudo sobre as formas humanas, realizado nos anos 1960-1970, período em que se estruturou o método hoje chamado "Cadeias G.D.S.".

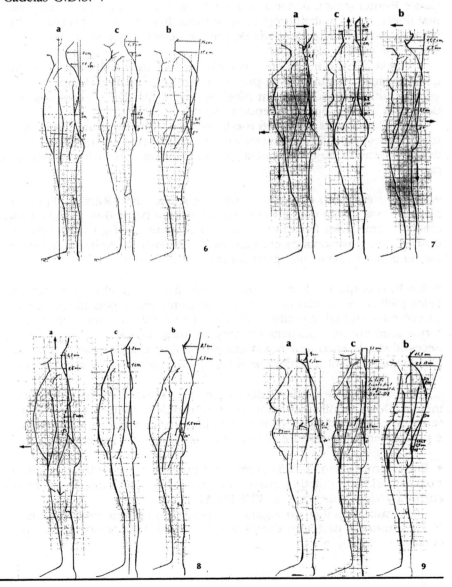

2º

INTRODUÇÃO
À ANÁLISE DAS TRÊS PRINCIPAIS
ESTRUTURAS PSICOCORPORAIS

Relembrando os trabalhos que resultaram
no Método das Cadeias G.D.S. (1960-1970)

Como fisioterapeuta, naquela época interessada principalmente em reumatologia, nosso trabalho era sempre precedido de uma observação biométrica. Esta era acompanhada de fotos e de um desenho do paciente em pé, de perfil e de costas.

A pessoa em questão era colocada atrás de uma superfície de vidro quadriculada, com um fio de prumo no centro, e a base de apoio era igualmente controlada por um nível de bolha. Eis alguns exemplos tirados desse estudo, que se estendeu por dez anos.

No conjunto da **Figura 6 a-c-b**, podemos observar um leque de três atitudes masculinas, caracterizando os três tipos de equilíbrio citados. Por ocasião do estudo, essas pessoas tinham entre trinta e quarenta anos.

• Em **a**, o conjunto do corpo tende a bascular para **FRENTE**. Em certas pessoas, essa queda para a frente só acontece a partir dos quadris, posicionados em ligeira flexão ou, como no esquema da Figura **2a** a partir dos joelhos, posicionados em hiperextensão; isso é freqüente nas crianças ou adultos jovens que permaneceram flexíveis.

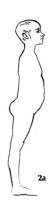

• Em **b**, o corpo tende a cair para **TRÁS**, mas o equilíbrio é recuperado pelos joelhos em flexão mais ou menos acentuada, e pela flexão anterior da coluna vertebral, em cifose. No caso particular da Figura 6 b, essa forma acentuou-se consideravelmente ao longo dos anos, provocando a necessidade de encontrar novas compensações, especialmente a inclinação da cabeça para trás, com grandes inconvenientes para a coluna cervical.

O equilíbrio adotado resulta, no início, de uma escolha comportamental. Dessa escolha resultam diversas formas corporais. Enfim, é um terreno "psicomecânico" com seus pontos fortes e fracos, cuja evolução é parcialmente previsível e controlável: um terreno a ser gerido.

• Em **c** torna-se uma pulsão comportamental que procura um equilíbrio mais estável. O resultado é mais ou menos obtido pela gestão das massas corporais, que se alinham na **VERTICAL**.

No caso específico da Figura 6 c, podemos ver que esse alinhamento é contrariado na região dorsal alta e cervical. Essa pessoa deverá procurar suas causas.

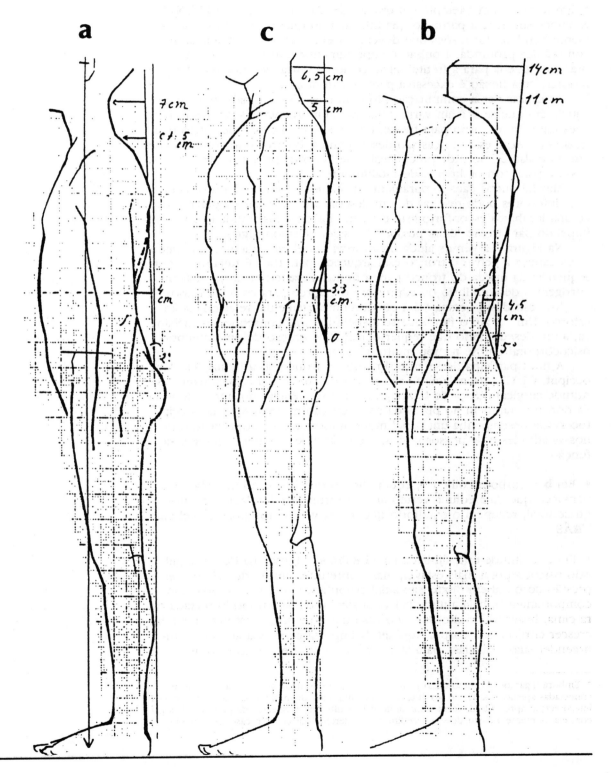

FIG. 6

Na **Figura 7 a-c-b**, um leque de três estruturas femininas reproduzem os mesmos tipos de equilíbrio. Essas mulheres tinham entre trinta e quarenta anos por ocasião do nosso estudo.

• Em **a** temos um exemplo em que a queda do corpo para a **FRENTE** acontece somente a partir do quadril, estando quadril e joelhos ligeiramente fletidos. Por razões que devem ser elucidadas por uma análise psicomecânica profunda, a pulsão comportamental que escolhe se equilibrar em "queda para a frente" aparece aqui contrariada nos membros inferiores, cuja flexão é excessiva para esta tipologia.

As causas dessa combinação são múltiplas. O caso mais freqüente é aquele em que se somam várias pulsões comportamentais. Certas motivações impelem o corpo para frente, outras exercem sobre ele forças que freiam-no. Aqui essas forças são descendentes, controlando parcialmente um dinamismo inicial de precipitação, de "corrida para a frente", em excesso e psicocorporalmente desestabilizante.

Mas há outras causas, puramente mecânicas. Essa flexão dos membros inferiores pode resultar de um desconforto articular na pelve e na coluna lombar, desconforto este em geral ligado à instabilidade do corpo impelido para frente. Essas pessoas são sujeitas às longalgias.

Na Figura 7 a vemos ainda uma forma vertebral característica, patente da cabeça à pelve: o tronco está arqueado para trás. É uma outra conseqüência da queda do tronco para a frente. Essas costas arqueadas ou corrigem o desequilíbrio ou expressam o esforço para conseguir isso.

No caso dessa pessoa,* é a pulsão comportamental relacionada ao esforço. Um "ir até o fim" que se associou a uma conseqüência mecânica, a um desequilíbrio que requer correção, correção de um equilíbrio psicocorporal que se tornou muito incerto.

A nuca participa desse arqueamento do tronco, as articulações altas, occiput, C1 C2, fazem uma flexão posterior que leva a cabeça para trás. Atitude cervical que pode trazer graves conseqüências do ponto de vista da dor, mas também no plano da coordenação motora. A região occipitocervical desempenha um papel muito importante na coordenação de nossas atitudes e de nossos gestos, e essa atitude bloqueia e inibe essa função.

• Em **b** o corpo escolheu se equilibrar em queda posterior. Uma compensação que dá à coluna vertebral uma forma arredondada, em cifose quase total, recupera o equilíbrio que, desta vez, se tornara instável para **TRÁS**.

• Em **c**, a atitude está alinhada na **VERTICAL**. É escolha de um equilíbrio psicocorporal mais estável, mas, sobretudo, um modo de ser e expressão corporal em "extensão axial espontânea" de uma pessoa cujo comportamento, cuja atitude psicocorporal é de algum modo puxada para cima, buscando o alto. Mas, no caso dessa pessoa, o esforço que a faz crescer enrijece seu corpo. Aqui ainda importa gerir essa atitude, compreender suas "cadeias" para atenuar seu rigor, arejar suas estruturas.

---

* Embora digamos "no caso dessa pessoa", está claro que não chegamos às conclusões enunciadas apenas a partir de sua atitude de postura. Para delimitar as causas, evita-se uma interpretação apressada da forma, buscando cercar diferentes aspectos da pessoa e dialogar com ela. Somente a partir desse procedimento poderemos dizer: "No caso dessa pessoa..."

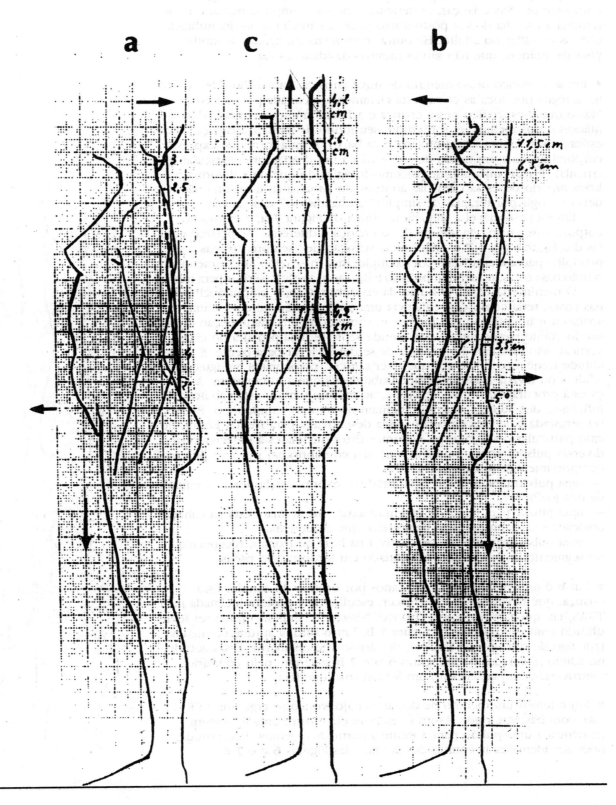

FIG. 7

Os exemplos da **Figura 8 a-c-b** representam crianças de 8 a 10 anos, que apresentam uma gestão quase similar do equilíbrio sagital do corpo em pé. Nas crianças, entretanto, a pulsão comportamental que determina a escolha de sua postura não pode ser inteiramente identificada com as escolhas do adulto. Há outras combinações, ligadas às motivações da infância, que não são as mesmas da idade adulta.

• Em **a**, o tronco desse menino de nove anos cai para a FRENTE. De fato, a régua que toca as costas está claramente inclinada para a frente. Mas o que é específico nessa criança é a flexão muito acentuada dos quadris e dos joelhos, e, sobretudo, seu modo de manter a cabeça: nuca esticada para cima e bacia puxada para baixo. É uma forma de expressão corporal ligada a um modo de ser, e não a um desconforto muscular e articular. É mais uma atitude psicomorfológica do que uma deformação. Essas hiperlordoses são devidas ao músculo psoas, mas a maioria não se deixa corrigir por terapias de simples "alongamento" das cadeias.

Embora associável à silhueta feminina da Figura **7 a**, a expressão corporal que emana da atitude dessa criança é diferente. As pessoas adultas das Figuras **6 a** e **7 a** estão numa situação de "sempre prontas a se precipitar para a frente". Se, por exemplo, lhes fosse dado um pequeno empurrão nas costas, no sentido próprio e figurado, a reação seria ir para frente.

O menino da Figura **8 a** não dá essa impressão; o empurrãozinho nas costas teria como consequência uma estabilização no eixo acima-abaixo por uma flexão dos joelhos e, sobretudo, pela manutenção do topo do crânio para o alto. Nessa atitude sente-se uma procura do eixo vertical, não obstante a tendência de se deixar levar para frente. É uma atitude frequente na criança que quer crescer, preocupada em igualar os adultos ou levada a assumir responsabilidades que a ultrapassam. A criança está procurando o eixo vertical e, ao mesmo tempo, está submetida à influência dos adultos, que a precipitam no mundo competitivo. Pode ser arrastada com eles em sua corrida desenfreada para frente. Enfim, no caso particular dessa criança, podemos dizer que ela está indecisa entre diversas pulsões comportamentais no seu equilíbrio em pé. Três pulsões comportamentais estão presentes:
— uma pulsão descendente estabilizadora, expressa pela flexão acentuada dos joelhos;
— uma pulsão para cima, de extensão axial, que se manifesta na cabeça colocada sobre um pescoço bem ereto, que o aumenta;
— uma pulsão para frente, perceptível na base do tronco, recuperada no segmento dorsolombar, posicionado em lordose pelo psoas.

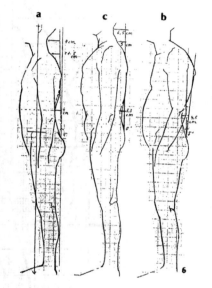

• Em **b** é uma menina, com oito anos por ocasião do estudo. Essa criança, que talvez hesite em crescer, escolhe uma postura inclinada para TRÁS, em queda posterior do tronco. Nisso seu equilíbrio pode ser identificado com o do adulto da Figura **7 b**. Entretanto, a atitude da menina tem algo de ritmado, de flexível, de disponível, de aberto. Essas atitudes no adulto, ilustradas pelas Figuras **6 b** e **7 b** sugerem, pelo contrário, "introversão" ou até mesmo um fechamento que fixa.

• Em **c** temos um menino de dez anos cujo tronco se ergue na VERTICAL com bastante rigor. Assim é, embora ele mostre uma ligeiríssima tendência a uma pulsão para a frente a partir dos joelhos. Essa atitude, pode ser identificada com as dos adultos das Figuras **6 c** e **7 c**.

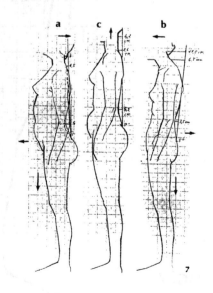

Mas, aqui também, a dinâmica dessa criança difere da dos adultos. A hiperextensão dos joelhos, unida a uma atitude do tronco em busca de verticalidade, assinala outros modos de expressão corporal associados.

Há nessa criança, no alinhamento das massas corporais, ao mesmo tempo rigor, exigência, estabilidade, mas também uma retificação rompida por algo de flexível e frágil. Mas o todo é ritmado, tem eixo, sem esforço, sem rigidez; isso é muito forte, e também sugere força de caráter. Em contrapartida, o adulto fixado nessa mesma via psicocorporal, à procura de seu eixo, de seu centro, levado para o alto, mas esquecendo embaixo, se encadeia num rigor que enfraquece.

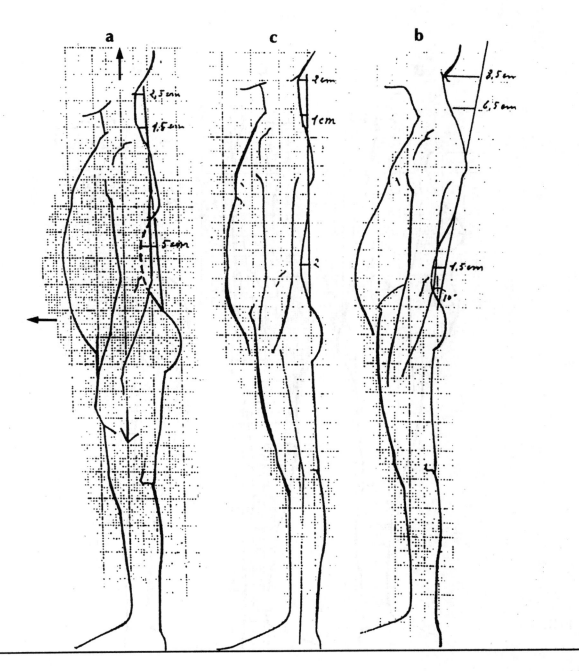

FIG. 8

A **Figura 9 a-c-b** mostra mulheres em idade da menopausa. A escolha, o equilíbrio adotado não foi detido, pelo contrário, afirmou-se.

Uma escolha se afirmou, mas, enquanto isso, um outro fator se associou a ela, o achatamento. São as mesmas atitudes, as mesmas modalidades de equilíbrio do corpo em pé, mas aqui as massas corporais perderam altura. A cabeça se enfia entre os ombros, a massa torácica parece penetrar na bacia. Isso por causa das cadeias, cadeias psíquicas, comportamentais, musculares, ou por causa do peso? Provavelmente mais por causa de nossas tensões e das *"cadeias que nos achatam"*.

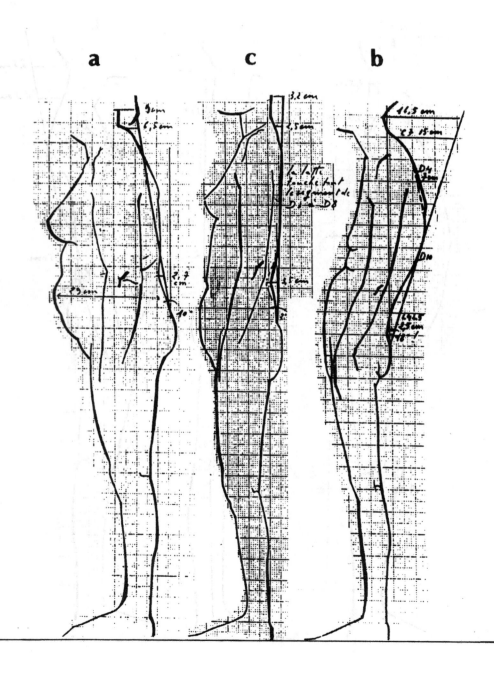

FIG. 9

ALCANCE MECÂNICO DA LEITURA
E DA ANÁLISE PSICOCORPORAL

A gestão do equilíbrio determina a atividade de grupos musculares cujas solicitações influenciam as formas do corpo.

Nosso método "lê" essas características morfológicas, mas não se limita à linguagem do corpo.

Os músculos dão origem à palavra do corpo, as articulações que a manifestam, participam de nosso procedimento. Isso para identificar os mecanismos de uma utilização corporal às vezes criteriosa, às vezes destrutiva para nossas cadeias articulares e musculares.

É esse alcance mecânico da análise psicocorporal que nos diferencia de outros métodos de leitura do gesto e da forma.

Ela conduz à noção de "TERRENO", que, por sua vez, leva à noção de *assunção* psicológica e, sobretudo, física. Um terreno psicomecânico que não se deve deixar inculto, que é preciso limpar, cultivar, corrigir e gerir. Com a ajuda da conscientização e de um trabalho consigo mesmo.

Esse terreno tem seus pontos fortes e fracos em cada um de nós, mas não estamos reduzidos, necessariamente, a nos submeter àquilo que a natureza colocou em nós.

Determinado, programado?

Não necessariamente. Podemos compreender e aprender a nascer a cada dia. A conhecer, a realizar em conjunto, psicocorporalmente, mecanicamente, aquilo que, em suma, é um PROJETO.

Um *projeto* a cultivar, a realizar, uma *terra*, um *terreno* recebido.

Recebido ou imposto?

É isso precisamente que nos cabe escolher.

Em nós:
UM TERRENO PSICOCORPORAL, MECÂNICO, com
características recebidas ou impostas?

Cabe a nós escolher:
submeter-se a um destino ou realizar um projeto.

3º

DESENVOLVIMENTO DOS PRIMEIROS FUNDAMENTOS
PSICOCORPORAIS DO MÉTODO G.D.S.

Após a abordagem inicial, concreta e viva de nossos primeiros trabalhos, avancemos um pouco na análise das bases do método G.D.S.

Com a ajuda de esquemas mais teóricos, elaborados posteriormente, passemos aos primeiros fundamentos.

A)

**FUNCIONAMENTO DAS TRÊS PRINCIPAIS
ESTRUTURAS PSICOCORPORAIS NO PLANO SAGITAL**

PM

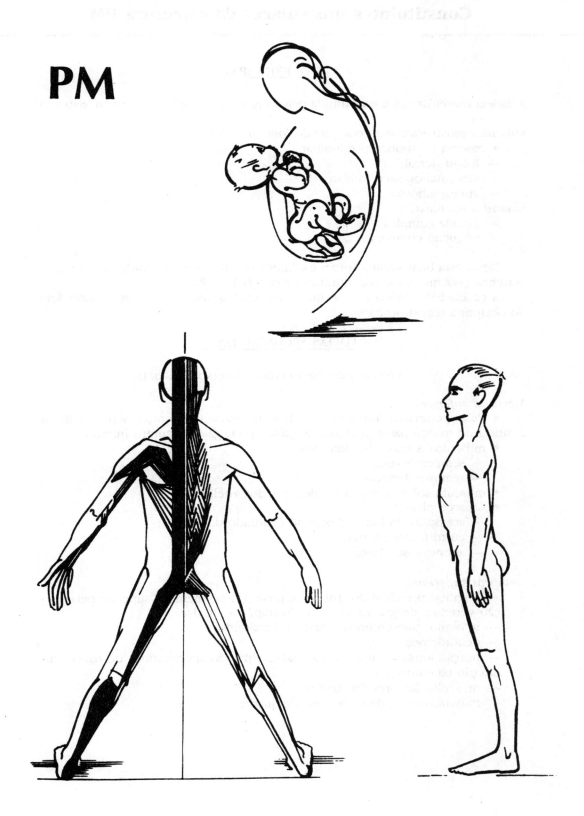

Constituintes musculares da estrutura PM

PARTE PRINCIPAL

A cadeia muscular PM é constituída pelos músculos situados no tronco. São eles:

músculos paravertebrais do segmento lombar e dorsal:
- nascem na aponevrose lombar
- — longo dorsal;
- — íliocostal ou sacrolombar;
- — epi-espinhoso.

músculos da nuca
- — grande complexo;
- — pequeno complexo.

Desta lista bem sucinta foram excluídos os músculos profundos da coluna vertebral (ver músculos constituintes da cadeia PA AP).

A cadeia PM termina nas estruturas músculo-aponevróticas que se estendem do occiput à região orbitária.

CADEIAS SECUNDÁRIAS PM

Presença do eixo vertical no eixo horizontal

Membros inferiores
- Pela aponevrose lombar e grande e pequenos ligamentos sacroisquiáticos, a cadeia do tronco passa pelo grande glúteo e chega ao membro inferior.
- músculos isquiotibiais internos:
  - — semitendinoso,
  - — semimembranoso,
- músculo solear e músculos flexores dos artelhos,
- no arco plantar:
  - — acessório do longo flexor ou quadrado de Sylvius,
  - — curto flexor plantar,
  - — aponevrose plantar.

Membros superiores
- — A cadeia principal do tronco se prolonga no membro superior pela porção vertebral do grande dorsal e do trapézio inferior.
- — músculo subespinhoso e pequeno redondo,
- — deltóide posterior,
- — porção longa do tríceps braquial e expansão aponevrótica do tríceps na direção da epitróclea,
- — músculos flexores dos dedos,
- — músculos pronadores redondo e quadrado.

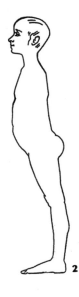

A EXPRESSÃO CORPORAL "PM"

Recapitulando as figuras **2**, **5**, **6**, **7**, **8** e **9** (silhuetas **a**).

O equilíbrio adotado impele o corpo para a frente. Sentado ou em pé, todo o corpo ou só o tronco se inclina para a frente, sendo a atividade dos músculos posteriores que garante a sustentação dessa atitude.

O corpo em pé se apóia no antepé. Se a atitude é excessiva, quanto mais o apoio incidir na ponta do pé, mais a coluna vertebral deve se arquear e o quadril fletir para recuperar o equilíbrio rompido.

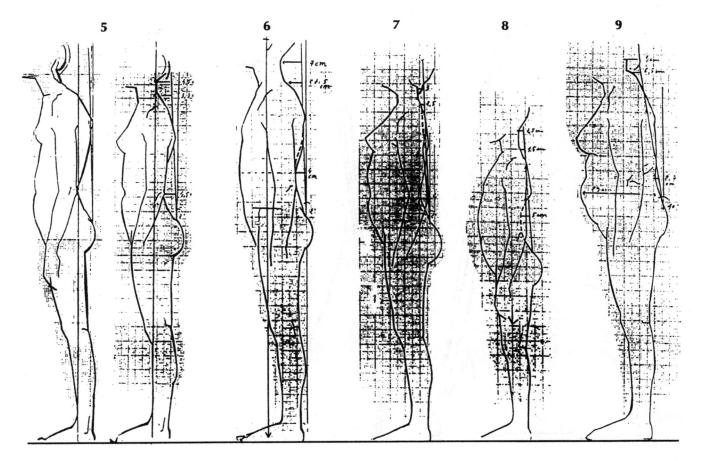

No esquema da **Figura 10 a**, está representada a intensa e continua atividade dos grupos musculares posteriores. Um conjunto de *músculos posteriores e medianos* — daí a abreviatura PM — impede que o corpo tombe para a frente.

O corpo que se precipita para a frente, como observamos, pode obedecer certas pulsões comportamentais ou escolhas.

Entretanto, é preciso saber que nem sempre a atitude como a descrita resulta de uma motivação: ela pode ser imposta. Ela pode resultar de diversas causas, que não estão necessariamente de acordo com as escolhas da pessoa em questão.

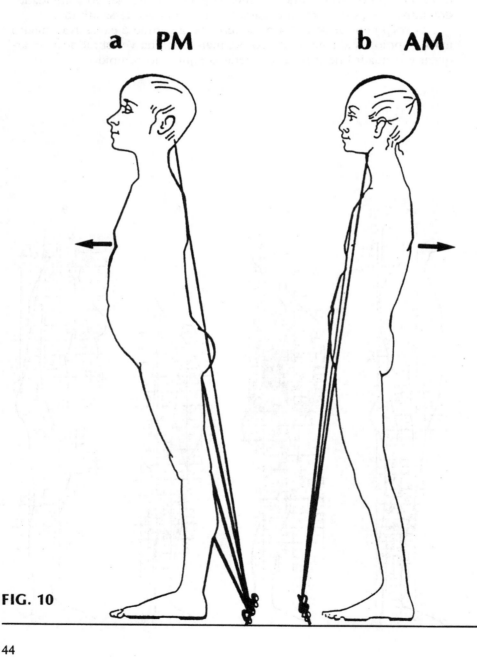

FIG. 10

• Comportar-se em PM

No melhor dos casos, é EXPRESSÃO DE UMA MOTIVAÇÃO E DE UMA ESCOLHA.

Essa pulsão expressa então um modo de ser coerente com suas motivações, e a pessoa em PM *sente-se realizada e bem nessa expressão psicocorporal.* É então um modo de ser de preferência projetado no futuro, de antecipar, de imaginar o amanhã. É a escolha de viver além do presente, que implica prever e agir em conseqüência.

Essa atitude física e comportamental PM expressa, portanto, a IDEAÇÃO — pensar o futuro — e, por outro lado, expressa a AÇÃO relacionada com esse futuro.

Falando de outra maneira, as escolhas de uma estrutura psicocorporal PM, que favorece a IDEAÇÃO e a AÇÃO, fazem dela uma estrutura que procura prever e garantir um certo controle sobre os acontecimentos pelo saber e pelo poder. Sua atitude arqueada dá ao corpo uma expressão de esforço. Podemos encontrá-la nas pessoas das quais se diz "é um batalhador, é uma batalhadora". Pessoas orientadas para o progresso, o êxito de um projeto, a superação, a competição.

Entretanto, uma pessoa assim é perseguida pela inquietação com o amanhã, pela agitação mental e física, por um agir que se tornou estéril por um ativismo desmedido e sem resultado. Assim, paradoxalmente, em excesso, essa estrutura torna-se de certo modo negação de suas próprias escolhas. Construída para realizar e ter sucesso, ela tende a se dispersar e se desconcentrar. Essa personalidade, de início muito afirmativa, "perde o pé", se desestabiliza, torna-se ansiosa, fisicamente frágil e se dilui psiquicamente.

• Expressão corporal de uma situação imposta e suportada

Impelida para a frente, essa atitude PM pode esconder *outros mecanismos.*

A pessoa que adota essa maneira de utilizar seu corpo, não se sente necessariamente bem nessa expressão corporal, ou seja, a atitude não corresponde necessariamente às suas escolhas, mas resulta de um processo que ela *suporta,* que ela expressa dizendo "sentir-se mal na própria pele". De certo modo, essa PM se manifesta na superfície, mas está "vazia" por dentro, isto é, sem nenhuma motivação profunda a suscitá-la de modo natural.

As causas da expressão corporal de uma "PM suportada" são diversas, os mecanismos são múltiplos e as eventuais providências terapêuticas resultantes de uma tal leitura deveriam ser adaptadas a cada caso.

Por exemplo, o corpo pode bascular nesse equilíbrio precário quando a estrutura oposta está em carência: então a atitude adotada não corresponde mais à expressão corporal de uma motivação, de uma escolha, mas a uma dificuldade, a um desequilíbrio psicocorporal entre forças antagônicas. Essas forças, feitas para se equilibrar mutuamente, não "dialogam" mais. As tensões recíprocas, necessariamente antagônicas mas complementares em uma estrutura destinada a manter e erguer, não se coordenam mais.

Neste caso, uma das estruturas está em carência, a outra, "com o freio nos dentes, segue sozinha". O equilíbrio pode também ser comprometido quando uma das duas estruturas está em excesso, enquanto a outra "não consegue mais se fazer ouvir".

No caso dessas expressões corporais, de certo modo suportadas, o termo "submeter-se" significa *encadeamento*.

Consideremos o primeiro exemplo: "AM está em carência".

Perante PM há AM, cadeia de músculos que iremos detalhar adiante. AM representa um conjunto de músculos ântero-medianos localizados no tronco.

Nesse primeiro exemplo, um dos dois antagonistas está em carência, e a inclinação do tronco para frente pode ser devida a uma carência na atividade equilibradora dos conjuntos musculares anteriores AM.

É este caso o mais freqüente. É freqüente nas crianças. Quando a atitude PM aparece desde cedo, na maior parte das vezes é preciso "alimentar" e ativar a estrutura antagonista AM complementar e reguladora. Isso é feito por meio de diversas técnicas de ativação e de conscientização, especialmente com posturas "em germe" (em cifose), que concentram e "centram" a atenção na auto-expressão que privilegia a estrutura AM.

No segundo exemplo: "PM está em excesso".

Um dos antagonistas está em excesso, é a estrutura PM. Pode ser a última fase de um comportamento PM desejado, escolhido e realizado corporalmente, levado longe demais; ou pode ser um comportamento PM suportado, ligado a diversas circunstâncias.

Citemos o caso mais freqüente: uma PM em excesso num processo de defesa. PM é uma estrutura psicocorporal de esforço. Muitas pessoas, ao atravessarem um período difícil, reagem com essa expressão PM porque é preciso brigar, lutar para superá-lo.

Nessa circunstância, quando essa atitude é adquirida, é freqüente que seja de qualidade medíocre, tensa, em excesso, ansiosa. As cadeias musculares PM são crispadas, principalmente na região lombo-sacral, entre os omoplatas e na nuca. Nessas pessoas, isso é causa freqüente de sofrimento vertebral e de sintomas que podemos qualificar de psicossomáticos.

Por exemplo, em situação de excesso PM, essas pessoas ficam "exaustas" e seus mecanismos de defesa diminuem.

REFLEXÃO SOBRE AS SOLUÇÕES TERAPÊUTICAS

Pela freqüência desse tipo de cadeias, adivinha-se as razões que levam, intuitivamente, a maior parte dos fisioterapeutas a massagear só as costas, insistir preferencialmente no alongamento dos músculos isquiotibiais, manipular a coluna vertebral, principal vítima dessa tensão, ou se contentar em prescrever incansavelmente ginástica abdominal, cujos efeitos podem regularizar a desigualdade das tensões entre frente e atrás.

Essas abordagens podem dar resultados, mas, quando fracassam, é preciso reconsiderar o problema, vê-lo de modo diferente. Especialmente diante de uma expressão corporal PM é preciso perguntar: "qual PM"?

É uma estrutura PM realizada?

Expressão de uma escolha, estrutura finalizada, bem vivida, em plenitude.

Especifiquemos: dizemos *"em plenitude"* no sentido de *"plena de motivações nossas"*, de um modo de ser que estrutura, constrói, esculpe e realiza em nós um temperamento. Plena de motivações nossas, objeto de nossas escolhas, sem dúvida há por que definir essa situação pela palavra **"constitucional"**.

Aqui uma PM que seria constitucional e que, além disso, não tendo sido reprimida, pôde desabrochar. Entretanto, a respeito dessa PM constitucional e realizada, há ainda duas perguntas a fazer:

— **Continuou ela equilibrada em suas tensões?**
ou
— **Evoluiu para o excesso, que arrisca colocá-la em dificuldade?**

É uma expressão corporal PM, sem mais?

Expressão passageira, de acordo com a situação do momento, isto é, uma PM simplesmente adaptativa?

Este é um outro aspecto no modo de funcionamento de nossas cadeias. Esse aspecto representa em nós um estado de receptividade e de adaptabilidade que nos torna aptos a funcionar momentaneamente em sintonia com uma dada situação, sob circunstâncias que favoreçam uma certa expressão, um certo comportamento.

Por exemplo, diante da necessidade de dar o passo inicial para a realização de um projeto, não é impossível que a pessoa esteja momentânea e psicocorporalmente em PM.

Se possuímos a qualidade de saber nos adaptar, se mudamos com facilidade e com freqüência de atitude psicocorporal, devemos deduzir a intervenção de uma outra estrutura.

A estrutura AP, que vamos analisar adiante, está na origem dessa capacidade de mudança.

Essa atitude passageira e adaptativa, que de certo modo fica na superfície de nossa personalidade, nós a chamamos pelas seguintes denominações:

PERSONALIDADE RELACIONAL ou
PERSONALIDADE DE SUPERFICIE, ADAPTATIVA, CIRCUNSTANCIAL,
de FACHADA.

Em oposição à precedente, que chamamos então:

PERSONALIDADE CONSTITUCIONAL OU
PERSONALIDADE PROFUNDA.

Notemos que o adquirido no período de gestação, do nascimento e da primeira infância é tão forte e profundo que é impossível separar a constituição hereditária daquilo que se forjou no começo da vida. Exceto se a observação se estender ao conjunto da família por três ou quatro gerações.

Acreditamos que a personalidade profunda é a associação de uma personalidade inscrita em nossos genes e de uma personalidade adquirida e profunda, das origens de nossa existência.

É uma estrutura PM em dificuldade, desconfortável?

Em dificuldade porque imposta e suportada, uma estrutura não integrada e que nada tem de adaptativa.

Vimos diversas situações críticas, entre as quais a da *carência* do antagonista e a de uma PM *em defesa*. Essas situações requerem uma abordagem nuançada. Evocamos a *situação de esforço*, mas ela ainda pode estar *em defesa por um excesso do antagonista*.

Neste caso, a cadeia PM é particularmente reativa, intocável e os cuidados terapêuticos devem começar pela cadeia antagonista.

Ainda no contexto da estrutura PM, precisemos: a pessoa que se expressa por uma atitude PM *"em dificuldade"*
— alardeia de certo modo uma *"atitude artificial"* (uma personalidade adquirida artificial) ou
— um *"excesso"* em sua atitude constitucional.

Dos dois aspectos, é certamente essa personalidade *"artificial"* que evolui o mais rapidamente para o desconforto e o sofrimento. Não confundi-la com nossas *"personalidades de superfície"*, que são plural. Estas últimas são livres para mudar, enquanto a chamada atitude artificial não é livre. Ela se incrustou no corpo, com contorções, e tornou-se a caricatura de uma tipologia adquirida, cujo predomínio não se integra em um conjunto psicocorporal harmonioso! Ela não se integra porque funciona em duelo, se opõe, não se coordena com nossas aspirações profundas, com nossa verdadeira natureza oculta, reprimida e em competição com a estrutura adquirida.

Essa *verdadeira natureza*, aquela que nos personifica de verdade, é nossa única MUSA, que reúne todos os nossos potenciais de realização e de criação.

Dissemos potencial, e é bem disso que se trata, ou seja, de um PROJETO que é importante que cada um de nós desenvolva.

É preciso libertar essa *personalidade constitucional*, mascarada, que não mais reconhecemos. Para descobri-la, procurá-la dentro, utilizamos arte-terapia e todo tipo de atividades espontâneas: gesto, modelagem, desenho, pintura...

É freqüentemente a partir dessas atividades que se esboçam as diversas pessoas que habitam em nós.

Pelo menos três pessoas:

— aquela que representa nossa natureza profunda, com todas nossas aspirações;

— aquela que brinca, que se esconde atrás de uma fachada;
— aquela que nos faz sofrer e que não sabemos muito bem se realmente nos pertence, se faz parte de nós.

Vamos tomar consciência desta última, para eliminá-la ou integrá-la com um trabalho individualizado?

Por exemplo, certa pessoa, de natureza fundamentalmente AM, que seguiu uma carreira e assumiu muitas responsabilidades, defendeu-se com uma estrutura PM. Ela fabricou para si uma PM adquirida, ou seja, uma segunda natureza. Ela a forjou no esforço, superando seu temperamento, que inicialmente era sobretudo passivo.

Essa PM adquirida é caricatural, seu corpo grita a tensão dessa cadeia e os sofrimentos chegam cedo, muito cedo, muito jovem.
— Tomará consciência dela, eliminará essa PM, mudará de vida? ou
— Tratará dela, tentará "agir junto", atenuar seus sofrimentos, gerindo essa PM?

Na verdade, importa transformar, em nós, os duelos em duetos, para **integrar todas as aquisições.** *Estas últimas nos enriquecem quando integradas.*

Pensamos que há duas coisas a fazer: descobrir e realizar nossa natureza profunda, segundo suas aspirações, e funcionar em dueto com os elementos adquiridos.

Integrar não significa amalgamar, mudar de natureza. De um lado, é importante desenvolver e exaltar a própria diferença, e, do outro, funcionar em dueto com outras naturezas, na alternância, evitando as escaladas. Veremos adiante que precisamos da estrutura AP para realizar essas alternâncias, para evitar os bloqueios.

Notemos que uma diferença aceita, realizada e afirmada, nada teme de qualquer mistura. Pelo contrário, em relação à própria diferença, ela pode, sem correr o risco de se perder, interessar-se pelas outras. Isso tanto acontece no corpo como na sociedade. Pensamos que é interessante realizar isso em nós para que flua naturalmente em nossas relações com o exterior. Mas isso é um programa que se escalona ao longo de uma vida!

Dizíamos: "é preciso perguntar".

Por exemplo:

Podemos estirar essa cadeia posterior, estando essa PM em defesa, se ela intervém numa atitude psicocorporal de combate? "Para escapar disso", podemos soltar essa tensão que aparece aqui como um mecanismo de defesa?

Nada é menos seguro!

Ou, pelo contrário, podemos intervir com exercícios que tonificam os músculos das costas, por exemplo, para sustentar essa estrutura em defesa?

Juntar mais tensão à tensão?

Isso tampouco é evidente!

No mais das vezes, importa regularizar, com o auxílio de manobras e exercícios que privilegiam a *coordenação*, não só dos antagonistas em questão, mas os seis conjuntos musculares.

Poderemos sempre relaxar, massagear, flexibilizar, corrigir, sem, necessariamente, estirar ou muscular, sem tirar nem acrescentar. O que importa é associar a isso técnicas que permitam regularizar, jogando sutilmente com a coordenação e a igualização das tensões. Fazer isso pela modelagem, pelo método de **"regularizações de tensões G.D.S.",** que consiste principalmente em utilizar de uma certa maneira algumas manobras e massagens reflexas.

Quando tratamos sob a óptica das "cadeias", importa pensar, antes de mais nada, em coordenar essas cadeias. Lembremos o item 4 da introdução:

"Nossas cadeias são cadeias de comunicação e trocas"

No interior do corpo, elas trocam e se comunicam, e além disso favorecem a comunicação com o exterior por meio da expressão corporal.

Como foi dito na introdução, "se meus tornozelos ignoram meus joelhos... se minha mão direita se coordena mal com o pé esquerdo... meu corpo está em dificuldade, em dificuldade de comunicação".

Levar nossas seis cadeias a dialogar umas com as outras, de certo modo fazer circular a atividade — a tensão — em todo o sistema muscular, chamamos isso de *fazer a igualização das tensões* e uma *desescalada das forças que se opõem*.

Os *gestos espiróides*, movimentos em torção e em circundução são poderosos igualizadores de tensões. Quando a escalada das tensões sobrevém, essas torções não são mais possíveis, provocam dor. É importante, por um trabalho progressivo, reencontrar o gesto espiróide, para que as escaladas se transformem em diálogos; os duelos, em duetos.

Mas nossas estratégias mais elaboradas dependem de uma observação minuciosa, que leve em conta um todo psicocorporal e social indissociável de tudo que a pessoa vive.

Em nossa mente, musculação, alongamentos e desbloqueios são freqüentemente feitos como uma batalha contra o corpo. Então, o "corpo em PM", já na batalha, nos é entregue para enfrentar uma batalha a mais!

O corpo é depositado sobre a mesa do terapeuta como um veículo na oficina: — "Faça o que for preciso, volto em meia hora."

Esse corpo não é uma coisa a ser olhada unicamente de fora. E isso é mais verdade ainda no caso particular que mencionamos, quando esse corpo está em defesa.

Diversas regularizações superficiais continuam válidas, pois as pessoas jovens se beneficiam delas por um certo tempo. Depois vem o tempo do homem de 35 anos, empregado numa empresa. Ele diz ao médico, após uma manipulação vertebral:

— "Sinto um certo alívio, mas quando tiver dado dez passos além da porta, a dor vai voltar. Que fazer?"

— "Vamos colocar um colete de couro e metal. O senhor há de compreender que não se pode mais sacudir um velho carvalho!"

Para essa "velha árvore", além do colete, foram tentadas outras abordagens já citadas. Por exemplo, resolver o desequilíbrio ânteroposterior contraindo os músculos elásticos da frente do corpo com ginástica abdominal. Outras pessoas tentaram o equilíbrio soltando os músculos elásticos da parte posterior do corpo com alongamentos da cadeia posterior.

Apertar, desapertar, escaladas ou desescaladas de forças exacerbam as dores dessa pessoa, cuja participação se limitava a submeter-se e suportar.

Mas por que não tentar um procedimento que centre e envolva a pessoa?

A solução não é duelo, é dueto, reside na conscientização de um corpo a viver. Nem adversário, nem escravo: é preciso fazer desse corpo um aliado. Um corpo a viver e regularizar também de dentro. Dueto entre proprietário e sua mecânica. Dueto acompanhado por uma regulagem sutil das tensões por meio de técnicas reflexas; neste caso, em torno dos quadris e no conjunto da bacia. "Modelagem reestruturante" em dueto tanto dentro como fora, pela conscientização associada às mãos que posicionam o corpo.

Entretanto, no contexto do comportamento PM, e especialmente de uma PM em dificuldade, combativa ou reativa, não sabemos como esboçar a menor volta a si! Chegamos aqui ao nó do problema de um comportamento PM, seja ele escolhido ou suportado.

O nó do problema é a recusa do paciente em se procurar dentro. Será necessário poder convencer essa pessoa que foge de si, a encontrar uma pedagogia adaptada, meios para aproveitar qualquer momento de concentração interior.

Propomos um trabalho muito progressivo de ensinar o corpo, de conhecimento, de aprendizagem e de conscientização, principalmente da ESTRUTURA OSTEOARTICULAR propriamente.* Muitas de nossas propostas são lúdicas; aprendemos bem melhor brincando!

Viver-se, sentir-se ESTRUTURADO, mais construído, mais sólido a partir dessa consciência física do SUPORTE, pode resultar no processo de ficar CENTRADO. Num todo indissociável, físico e psíquico. Um centrar que pode contribuir para o alívio das dores de um sistema locomotor que não está mais em condições de suportar, mas de colaborar. Um centrar que pode então reabsorver as escaladas de tensão, defesas que submergem e esgotam quando o condutor não colabora com sua máquina.

REFLEXÕES SOBRE NOSSA ABORDAGEM DA ANÁLISE PSICOCORPORAL

Nossas análises trazem elementos de compreensão.

De fato, quanto mais progredimos em nosso procedimento, mais evidente fica que uma leitura do corpo, de suas múltiplas expressões posturais e gestuais, não poderia responder com certeza a pergunta *"Quem sou eu?"*. Ela pode responder melhor a pergunta **"em que ponto do meu caminho estou?"**

Nesse momento, em que ponto estou o caminho interior que envolve a realização mais profunda do humano e o desabrochar de um ser único e insubstituível, suportes da comunicação, de ricas trocas e da criatividade para a vida em comum?

Esta leitura nos proporciona uma alavanca para uma PARTICIPAÇÃO ATIVA da pessoa em seu tratamento. A leitura do corpo é também a base de um diálogo com o corpo e fornece os conhecimentos necessários para adaptar nossos cuidados terapêuticos e solicitar a colaboração da pessoa envolvida.

Essa leitura nos dá a compreensão necessária para nos conscientizar de um terreno a gerir. Ela proporciona algumas chaves, entre as quais, e não a menor, é a PREVENÇÃO. Saibamos que essa prevenção é capital no período de crescimento da criança.

---

* "De la carapace musculaire à la charpente osseuse", em *Recueil des Conférénces du 5éme Congress International de l'AMIK* — Lyon, 11 a 13 de junho de 1993.

ELEMENTOS de COMPREENSÃO
e de DIÁLOGO

Acabamos de mencionar diversas causas, diversos modos de ver e compreender uma expressão corporal não necessariamente desabrochada.

Quisemos colocar em evidência o fato de que o corpo não se entrega tão facilmente às nossas investigações, como talvez uma bola de cristal ou um mapa astrológico capaz de revelar nosso destino.

Nossa abordagem comporta uma leitura, e, sobretudo, muitas questões. Ela nos dá pistas, e não conseguiríamos chegar ao fim sem a colaboração da pessoa envolvida.

Atenção pois! Não vamos rotular! Essa leitura corporal representa um ponto de partida, UMA BASE PARA UM DIÁLOGO.

O diálogo revelará os mecanismos da expressão corporal

Dizemos não à interpretação que quer classificar e, sobretudo, encerrar a pessoa num determinismo aflitivo no quadro de uma tipologia considerada definitiva.

AM

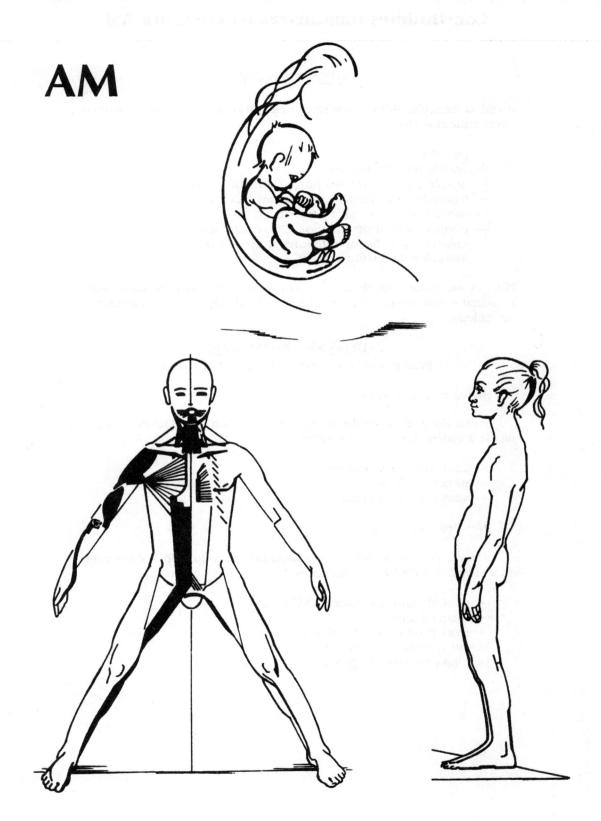

Constituintes musculares da estrutura AM

CADEIA PRINCIPAL

A cadeia muscular AM é constituída pelos músculos situados no tronco. Esses músculos são:

— períneo
— grande reto do abdome
— grande peitoral, em sua porção inferior e média
— triangular do esterno e intercostais médios
— subclavicular e escaleno anterior
— porção esternal do esterno-cleido-mastóideo
— músculos hioidianos anteriores do pescoço
— músculos da estrutura bucal

NB.: Os músculos com diversos feixes pertencem a mais de uma cadeia muscular e determinam mecanismos de coordenação entre as diferentes cadeias.

CADEIAS SECUNDÁRIAS AM
Presença do eixo vertical no eixo horizontal

Membros inferiores

Passando pelo piramidal do abdome, a cadeia principal do tronco liga-se à cadeia dos membros inferiores:

— adutores e reto interno
— gêmeo interno
— adutor do 1º artelho

Membros superiores

Através do grande peitoral, a cadeia principal do tronco é conectada à cadeia dos membros superiores:

— deltóide anterior (cadeias AM e AL)
— braquial anterior
— feixe profundo do supinador curto
— curto abdutor do polegar
— longo abdutor do polegar

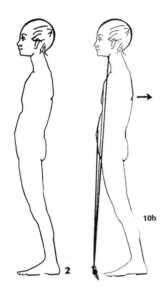

A EXPRESSÃO CORPORAL "AM"

Recapitulando as figuras **2**, **5**, **6**, **7**, **8** e **9** (silhuetas **b**).

Neste caso, o corpo, sobretudo o tronco, está desequilibrado para trás e é a atividade dos grupos musculares anteriores que garante a manutenção dessa atitude inclinada para trás. São músculos **anteriores** e **medianos**, localizados sobretudo no tronco, daí a abreviatura AM (Figura **10 b**).

Na posição em pé, o corpo apóia-se nos calcanhares e se inclina. Quanto mais se inclina, mais deve tentar recuperar o equilíbrio dobrando um pouco os joelhos, enquanto os músculos anteriores do tronco vão enrolar a coluna vertebral para a frente. Enrolamento em cifose mais ou menos acentuada, para compensar o desequilíbrio que se instala.

Se a atitude precedente parece dinâmica, esta nos parece sobretudo estática, mais enraizada. Antes, o corpo estava impelido para a frente; aqui o corpo parece recuar, apoiar-se em uma parede ou sentar-se para se imobilizar.

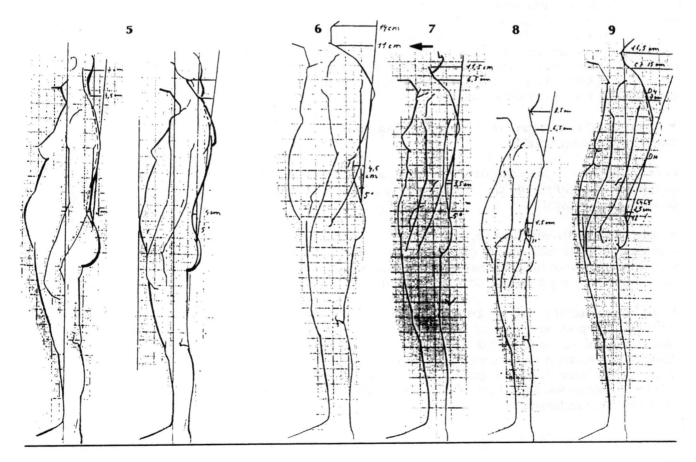

• Comportar-se em AM

A expressão corporal AM, assim como a estrutura PM descrita anteriormente, pode resultar de uma escolha: a pessoa se sente bem assim, vive realizada e à vontade nesse comportamento.

PM é vivido no avanço, na impaciência, no futuro e no risco: AM é o inverso. AM é vivido na espera, limitando o imprevisível. Paciente, ela se apóia na experiência e no bom-senso. Como a própria postura expressa, contida para trás e para baixo, ela constrói o futuro a passos medidos, constrói sobre as aquisições do passado. Garante seus apoios, sua base, sua retaguarda.

Percebemos que esta atitude fisicamente em retirada, joelhos ligeiramente fletidos, que parece estar pronta para sentar, pousar relaxada e confortável, é vivida psicologicamente em busca de estabilidade, de fundamento.

AM vive com e no passado, para se enraizar e construir na rocha uma obra para durar.

Oposto ao comportamento PM, completamente sem carga, para melhor correr e se precipitar, AM, ao contrário, vive SOBRECARREGADA. Sobrecarregada e procurando um invólucro que lhe dê segurança, constituído de múltiplas maneiras. Seu invólucro são os vínculos tecidos, atados no seio do casulo familiar, do clã, da empresa familiar. Também é o invólucro tecido ao redor da filiação racial, social, de uma cultura e suas tradições, ao redor de ritos ancestrais e do culto das lembranças, a partir dos traços deixados pela linhagem familiar, até humana, no sentido mais geral de pertencer ao planeta TERRA.

Digamos ainda que AM é afetiva, sentimental e de natureza sensorial.

De fato, essa atitude AM pode significar tudo isso, resultar dessa escolha comportamental, realizar-se e desabrochar nessa modalidade de expressão. Mas, como no caso da PM, ela também pode resultar de um processo imposto, que a pessoa suporta.

• Expressão corporal de uma situação imposta e suportada

Como foi descrito a propósito da estrutura PM, a atitude pode resultar de um desequilíbrio no edifício psicocorporal, e então ser prejudicial ao desabrochar da pessoa.

• Em um primeiro caso:
o antagonista pode estar em situação de carência e favorecer uma atitude afundada, que parece uma expressão corporal AM, sem no entanto favorecer o bem-estar e a qualidade de vida dessa estrutura.

• Inversamente, no segundo caso:
a estrutura AM pode se apresentar em situação de excesso, ou seja, realizada mas excessiva, ou resultar de um mecanismo de defesa. Em defesa, desde cedo imposta pelas circunstâncias e não escolhida, essa expressão resulta de um recuo ligado à angústia, à passividade, à falta de combatividade, aos bloqueios, ao fechamento em uma atitude de derrota. Esta AM é vivida no fechamento.

REFLEXÃO SOBRE AS SOLUÇÕES TERAPÊUTICAS

Cada estrutura suscita as mesmas questões e já as enumeramos a propósito da estrutura PM. Retomemos as questões, completando as respostas. Resumamos as questões que vamos propor:

A atitude observada será:

1) Resultado de uma "personalidade *constitucional* profunda e realizada"?
(NB: aquilo que é inato se casa bem com certos traços adquiridos)

2) Resultado de uma "personalidade *relacional*"?
(uma tipologia de fachada, sem mais, flexível e mutável)

3) Resultado de uma "personalidade *adquirida* mal vivida, em dificuldade"?
As causas são diversas e ligadas às carências, aos excessos, aos mecanismos de defesa, aos comportamentos "artificiais". Ligadas, sobretudo, às "cadeias mal conscientizadas e não geridas".

Qual AM?

Falando de outra maneira, qual é a natureza da tensão AM? Em todos os casos, mesmo que só na aparência, é a mesma cadeia muscular e articular, as mesmas "marcas"; são deformações em todos os níveis devidas à tensão dos músculos solicitados por um comportamento "AM".

Sim, a mesma aparência, mas não a mesma "cadeia".

Qualidades musculares diferentes requerem abordagens mais ou menos progressivas, prudentes, estratégias mais ou menos elaboradas.

Mas em todos os casos a origem comportamental desses problemas locomotores requer um trabalho pessoal consigo mesmo.

Digamos que um determinado traumatismo não é, necessariamente, estranho a esta base comportamental. O acidente, a entorse, a fratura, atingindo certa articulação, certa estrutura óssea, de um certo modo pôde encontrar um terreno comportamental predisposto.

Retomemos as questões:

É uma estrutura AM realizada?

Uma personalidade constitucional realizada, desabrochada, plena, equilibrada ou evoluindo para um excesso, enrijecendo em sua tipologia? Isso a expõe a bascular e passar para o lado das estruturas em dificuldade.

Notemos, entretanto, que as dificuldades do excesso em uma estrutura constitucional realizada não são comparáveis às dificuldades decorrentes de estruturas "vazias", sem suporte.

Neste caso, as "marcas", ou seja, as deformações, as tensões são toleradas por um longo tempo e os cuidados terapêuticos não demandam as precauções requeridas por um conjunto muscular em defesa.

É uma expressão corporal AM, sem mais?

É uma personalidade relacional, de superfície, de fachada?

É uma atitude que permaneceu adaptativa, flexível, sem "marcas", uma atitude AM conforme uma situação passageira?

Uma expressão que revela uma pessoa capaz de adaptar-se facilmente? Funcional?

Notemos que é preciso muito AP para ter essa qualidade, pois, lembremos, a estrutura AM é constitucionalmente estática e, portanto, bem ancorada, recusando mexer e mudar.

É uma estrutura AM em dificuldade, em sofrimento?

É uma "personalidade adquirida mal vivida"?

Assim como para a estrutura PM, há diversos aspectos. Lembremos esses aspectos, já citados anteriormente.

A expressão corporal AM pode resultar da *carência* do antagonista, neste caso, da carência das cadeias posteriores. Resulta disso um esquema de tipo AM, uma expressão sem reais motivações subjacentes. Simplesmente porque, do outro lado, as cadeias posteriores não preenchem sua função. O desequilíbrio então se instala em detrimento das cadeias anteriores.

A expressão corporal AM pode resultar de um mecanismo de defesa. Lembremos que o esquema comportamental de defesa das estruturas posteriores, portanto PM, se caracteriza pela luta, pelo esforço. O das estruturas anteriores, portanto AM, se caracteriza pela retirada, pelo fechamento. Estas últimas são muito mais afetadas pelos sentimentos, envolvendo-se emocionalmente.

No caso de AM em defesa, toda a zona esternal, a garganta e a zona do estômago são particularmente atingidas por crispações que dão origem a sensações de angústia.

Já descrevemos vários aspectos dessas estruturas em defesa:

Na estrutura AM, essa defesa se apresenta em situação de fechamento perante as circunstâncias exteriores. Também pode se apresentar por causa de uma situação interna, isto é, em relação a seus antagonistas posteriores em excesso. Neste caso, ela é particularmente reativa e é preciso tratá-la começando pelo excesso que suscita sua reatividade.

Saibamos que, quanto mais "vazias" são as estruturas, em tensão sobre o vazio, sobre uma carência, sem o suporte de um terreno subjacente realizado e forte, tanto mais essas tensões serão intoleráveis, reativas e essas crispações serão difíceis de tratar. Perante tais escaladas de tensão, se várias cadeias musculares estão envolvidas, é importante encontrar boas respostas para as questões que nos faremos:*

Dessas cadeias em tensão, qual delas exagera e qual é vítima e reativa?

A resposta nem sempre é evidente!

Saibamos, entretanto, que as cadeias mais reativas, conseqüentemente, aquelas que não se deve tocar num primeiro momento, se reconhece pelas expressões dolorosas.

---

* "Réflexions pour un petit prématuré". Ed. I.C.T.G.D.S. 1990.

De fato, quanto mais "marcas" houver, mais elas são acentuadas, contorcidas, caricaturais. Falando de outra maneira, quanto mais deformações devidas à tensão da cadeia em questão, mais razão temos para pensar que ela é fraca e reativa. É preciso então tratá-la com prudência e doçura.

Saibamos também que há atalhos para harmonizar nossas cadeias em luta.

Quando o todo está muito enodoado, tomamos um atalho abordando-as pelo gesto espiróide, em progressão sutil, e pela conscientização de nossa estrutura óssea. Depois voltaremos a este aspecto importante, sob o título "Essas cadeias que nos achatam".

Voltemos à AM em carência, tão freqüente na criança. A criança pequena, cuja atitude psicocorporal tende a se afirmar demasiadamente em PM, precisa de uma abordagem preventiva. Uma carência da estrutura AM costuma ser a causa disso (**Figura 11**).

Dizemos "é preciso **alimentar** essa AM".

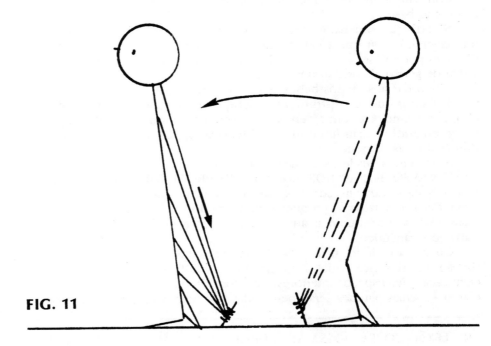

FIG. 11

Na criança, a expressão psicocorporal PM é intermitente; muito PM, em geral, não se justificaria por uma escolha comportamental permanente e realmente desabrochante, mas por circunstâncias impostas que ultrapassam as forças da criança e a fragilizam.

Essa estrutura psicocorporal PM é uma estrutura que se realiza na idade adulta, ligada ao fato de assumir responsabilidades, pois, lembremos, em nós, ela é aquela estrutura que prevê, age, realiza nossos projetos.

Essa PM, pelo menos na criança pequena, está momentaneamente "vazia", ela não é "alimentada" por motivações verdadeiras. Se o terreno constitucional for realmente de tipo PM, essas motivações estão latentes e alimentarão a PM mais tarde.

Reafirmamos com insistência: as motivações que caracterizam e estimulam essa estrutura psicocorporal são motivações da idade adulta.

Além disso, também reafirmamos, a propósito do funcionamento das seis estruturas, que cada uma delas necessita das outras.

Uma estrutura PM realizada tem grande necessidade de apoiar-se na estrutura AM, ela deve se completar a partir de uma base e de uma regularização fornecidas por essa AM.

Lembremos que, devido ao componente PM em nós, fugimos de nós, favorecemos o descentramento, a tendência a nos dispersar, nos diluir. Entretanto, pelo enraizamento e pela volta a si do componente AM em cada um de nós, nos reestabilizamos, reestruturamos, voltamos à fonte para preparar novas partidas.

Podemos compreender que essas seis estruturas tomam forma e existência em nós durante os primeiros anos da vida. É importante zelar desde logo por esse equilíbrio durante o crescimento da criança, para garantir a estabilidade futura do adulto.

Construir a criança é trabalhar primeiramente nos fundamentos, é colocar as bases.

Na criança pequena, é preciso privilegiar a base AM. Falando de outra maneira, deixar que a PM cresça prematuramente, sem uma boa base AM, não poderia ser mais nefasto à estabilidade e à evolução da criança, difícil de gerir pelo adulto que ela virá se tornar.

Como dar aos nossos bebês essa "vitamina" AM?

Saibamos que se a estrutura psicocorporal PM funciona com a **ideação**, a AM funciona com a **sensação**. Para construir a base AM, "as vias do corpo" constituem um caminho privilegiado, vias sensoriais, sendo a principal delas o toque.

Insistiremos desde os primeiros meses de vida no ENVOLVIMENTO, no CONTATO, nos APOIOS, nos TOQUES PROTETORES, e, como já mencionamos antes, insistiremos nas chamadas posturas "em germe" (em cifose) associadas às imagens simbólicas do ovo, do ninho, da casa. Essas imagens estruturam as atividades e os jogos que acompanham o trabalho terapêutico.

Quanto ao adulto, nossa abordagem tem como eixo a via da interiorização. Interiorização que, no plano físico, será favorecida pela conscientização dos espaços interiores, "nossos cômodos" — bacia, tórax, crânio —, cujas paredes serão percebidas por seus componentes ósseos.

REFLEXÃO SOBRE NOSSA ABORDAGEM DA ANÁLISE DAS FORMAS DO CORPO E O QUE PODEMOS DEDUZIR DELAS

Desde o início uma reflexão subjaz ao nosso percurso. Vimos como nossas escolhas, nossos processos de defesa, nossas reatividades a partir de uma carência ou de um excesso podem modelar as formas do corpo.

Sabemos que essas formas nos "encadeiam" e poderiam alienar uma parte de nossa liberdade.

Entretanto, se for conscientizado, gerido, o aprisionamento pode abrir para mais maturidade, gerar mais autonomia e liberdade. Importa tomar consciência de que as formas se inscrevem em nossos tecidos, se incrustam e se cristalizam, elas nos configuram e poderiam também nos CONDICIONAR.

A ESTRUTURA GOVERNA A FUNÇÃO, diz um axioma da osteopatia. Pensamos que nossas estruturas entram então num processo patológico.

Talvez a osteopatia coloque esse fato em evidência porque seu trabalho terapêutico visa liberar o corpo de seus "bloqueios" e essa disciplina encontra nesse estágio suas principais indicações.

Nosso procedimento se esforça para incluir a prevenção, tenta começar antes desse estágio, por exemplo, pelo acompanhamento da criança. Mas se esforça sobretudo para superá-lo, quando o corpo "encadeia".

Há um leme a ser tomado nas mãos, cada um pode se oferecer um caminho de autonomia, conscientizando-se e se assumindo.

No começo, incontestavelmente, **é a função que governa a estrutura**, que governa o corpo, e não inversamente! É a via funcional natural que, a partir do espírito, assegura a função e une corpo e espírito.

Falando de outra maneira, tudo acontece normalmente quando nossos gestos, a linguagem associada a nossas expressões físicas, mímicas e posturas, resultam de nossas escolhas. Ou seja, quando o espírito gera a função e governa o corpo. Dizemos então que o processo é PSICOCORPORAL. Podemos ainda dizer que ele é PSICOMORFOLÓGICO.

Nessas condições, a FUNÇÃO modela, esculpe o corpo, faz e desfaz as formas que ela gera. Esse mecanismo é fluido, natural e flexível, resulta da livre escolha de nossas expressões corporais. Estas se associam às nossas diversas adaptações e às múltiplas facetas de nossas personalidades.

Pode acontecer que nossos gestos sejam pequenos, bem controlados, reservados, pouco diversificados, distantes e pouco comunicativos.

Pode acontecer que sejam uma escolha, e isso é bom; mas também pode não ser nada disso. O corpo se retraiu imperceptivelmente, os gestos se tornaram rígidos e essa característica física se impõe à nossa revelia.

O corpo, gradativamente moldado, condicionado, determina nossa atitude psicológica que reforça ainda mais o recuo, criando um círculo vicioso.

Quando nossas características gestuais, por exemplo, nossa escrita ou nossas características morfológicas, tais como os traços do rosto, as formas do crânio e do corpo, condicionam nossa maneira de ser, isso quer dizer que existe um destino do qual se apoderar.

Seja um destino de que se apoderar pelo próprio interessado, que um dia decide se construir sem submeter-se, seja um destino a ser apoderado pelos outros. Nessas condições, a seleção, o recrutamento, a avaliação das pessoas para classificá-las, orientá-las para uma atividade, um esporte, uma escola, uma formação, são inteiramente possíveis.

A estrutura governa a função e submete o psiquismo, enquanto a MORFOPSICOLOGIA suplanta a PSICOMORFOLOGIA.

Nessas condições, o corpo nos ensina o que somos e o que nos tornamos por causa de nossas formas e dos limites corporais, enquanto que, em princípio, o espírito é ilimitado. Processo perverso de um determinismo que altera o real e nossos pontos de vista, que reduz nossa liberdade e nossa criatividade. Que desumaniza a pessoa, pois ela não pode se realizar nessas condições.

Saibamos que as conscientizações devem corrigir, gerir, transcender esse processo e ultrapassá-lo. Não somos forçados a nos conformar às "cartas do nosso destino". Embora elas estejam inscritas em nossos gens, nosso sangue, nas formas de nosso corpo, elas nos são dadas para com elas aprendermos. Para aprender a *jogar cartas*, aprender como deslocar progressivamente nossos limites para conseguir sempre mais autonomia.

"É como se tivéssemos nascido numa prisão, nascido num corpo para ficarmos presos nele e experimentar, a partir desses limites, o ilimitado."*

Esse destino inscrito no corpo, na matéria, como uma escrita gravada na pedra, esse destino nos pertence. Entretanto, se o corpo não nos interessa, se sentimos que não nos concerne este "livro" de nossa história, se o deixamos de lado, o "livro" vive a história à nossa revelia e a história se imporá a nós.

A consciência tende a fugir do corpo, e se este último está em dificuldade, nós o levamos aos terapeutas. Esse corpo em dificuldade, confiado aos outros, será cada vez menos habitado, "desincorporado". Como num navio sem capitão, com o espírito em fuga, a anarquia se instala no corpo. Bem que nos esforçamos, bem que fugimos, mas estamos no barco e o barco à deriva nos leva consigo. Mas essa deficiência, mesmo irreversível, é psicológica e até fisicamente ultrapassada, pelo menos em parte, quando a pessoa que habita esse corpo o habita verdadeiramente.

Toda liberdade tem que ser conquistada, seja lá qual for o encadeamento, e ela não pode ser verdadeiramente conquistada sem o corpo.

Tanto para um corpo jovem e em boa saúde quanto para um corpo envelhecido, petrificado, apequenado, a via que se impõe em todos os casos é domar e amar sua própria máquina, conhecê-la por meio do trabalho consigo mesmo. O objetivo de nosso procedimento, esperamos, é contribuir para isso.

Nossas análises não avaliam, não selecionam; elas visam tornar conhecido um projeto, um terreno, elas contribuem para as conscientizações e para o trabalho consigo mesmo.

Não esgotamos o tema dessas reflexões. Teremos ocasião de voltar a ele adiante, particularmente ao estudar a estrutura AP.

MEU CORPO É UMA ILHA, UMA GROTA, UMA MÃE

A **busca da mãe** não acontece fora, mas dentro, nos contornos de meu corpo. Precisa viver dentro. "Eu tinha medo da solidão", dizia um navegador solitário; mas "acredito que seja medo de um si mesmo que não queremos encontrar".

A **busca do pai** tampouco é fora, ela é suporte dentro. Ela é descoberta, concretizada pelas conscientizações da armação óssea, descoberta de um suporte, de uma estrutura a viver dentro, para viver-se *construído*.

A **busca da criança** é esse encontro consigo. Ela é vivida com toda a segurança no seio da mãe, na interioridade do corpo. Segurança do recinto aumentada pela presença do suporte, do osso, do pai em si.

A criança segura será em nós jorro de vida, de energia, de intuição, de criatividade e de liberdade.

---

* Marie-Jeanne Moreels, por ocasião de nossos cursos sobre contos, mitos e lendas.

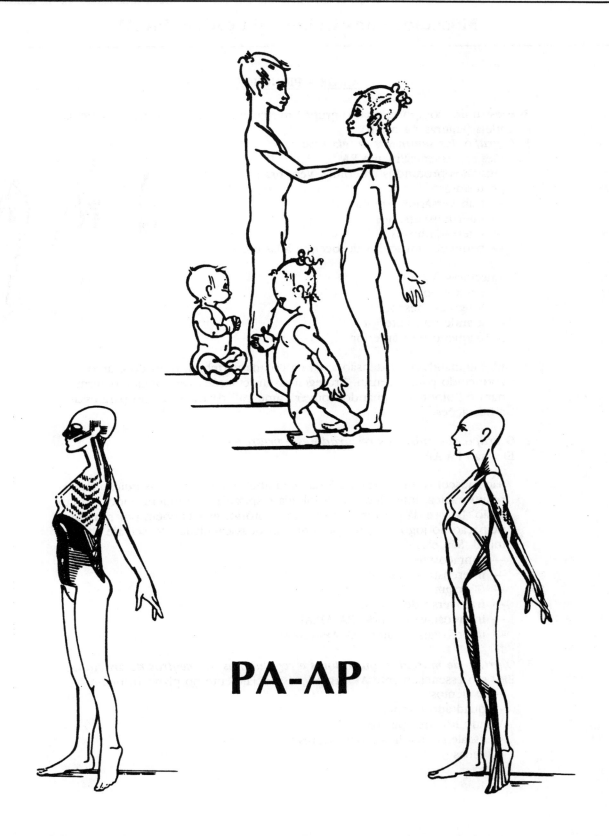

Músculos constituintes da cadeia PA AP

CADEIA PRINCIPAL

Essa estrutura comporta quatro grupos musculares com uma função particular na cadeia (Figuras **14 a** e **b**).

1. *O grupo dos sentinelas do eixo vertical.*
   Eles são essencialmente PA.
   Músculos profundos da coluna vertebral:
   posteriores
   — transversários espinhosos
   — intertransversários
   — interespinhosos
   — pequenos músculos do occiput-atlas e do áxis

   anteriores
   — pré-vertebrais
   — longo do pescoço
   — grande reto anterior
   — pequeno reto anterior

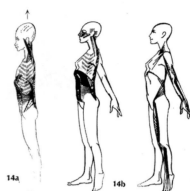

Eles comandam a extensão axial da coluna vertebral, topo do crânio apontando para o zenith. Protegem as articulações vertebrais e determinam o "bloqueio" quando houver "ameaça" de traumatismo para essas articulações.

2. *O grupo dos músculos respiradores e pressores.*
   Eles são PA-AP.

   São músculos que participam da cinta abdominal e da constituição da parede torácica, intervindo na fisiologia respiratória e influenciando a circulação. Isso se dá pelo mecanismo respiratório, mas também por sua participação no jogo das pressões entre as duas cavidades, torácica e abdominal. São eles:
   — supracostais
   — intercostais externos
   — diafragma
   — transverso do abdome
   — intercostais internos: PA AP-AL
   — intercostais médios: PA AP-AL-AM

3. *O grupo de músculos ajustadores e reguladores dos centros de gravidade.*
   Eles são essencialmente AP. Agindo essencialmente no plano frontal:
   — esplênios
   — quadrado lombar
   Agindo nos três planos:
   — escalenos médios e posteriores
   — psoas

4. *O grupo dos músculos de transição.*
Pertencem a uma tríade AP-PL-AL.
Músculos que ligam o grupo dos músculos respiratórios PA AP às cadeias musculares dinâmicas do eixo horizontal; essas cadeias se prolongam no tronco e constituem aí um sistema respiratório de socorro.

PL: inspiração forçada
  estabilizadores da omoplata:
— angular
— rombóide
— trapézio médio

inspiradores:
— grande denteado
— pequeno denteado posterior-superior

AL: expiração forçada
— pequeno denteado posterior-inferior
— intercostais internos reunindo-se aos intercostais médios da cadeia AM

Músculos que ligam a cadeia muscular principal às cadeias secundárias do eixo horizontal:
— músculo ilíaco, que liga ao membro inferior
— músculo pequeno peitoral, que liga ao membro superior

A cadeia muscular PA AP compreende, no âmbito da cabeça, as estruturas músculo-aponevróticas que terminam na região média do rosto, nariz e bochechas.

CADEIAS SECUNDÁRIAS

Membros inferiores:

a partir do músculo ilíaco

— vasto interno, crural e reto anterior do quadríceps
— músculos extensores dos artelhos
— músculo pedioso

Membros superiores:

a partir do pequeno peitoral
— córaco-braquial
— porção curta do bíceps
— vasto interno do tríceps braquial com a expansão aponevrótica na direção dos músculos epicondilianos
— os músculos extensores dos dedos

A EXPRESSÃO CORPORAL "PA-AP"

Recapitulando as Figuras **2**, **5**, **6**, **7**, **8** e **9**, silhuetas **c**.

Esquematizadas nas **Figuras 12** e **13** em **c** e **d**, nossas três formas de equilíbrio em pé resultam em quatro estruturas.

Em **c** e **d**, descobrimos duas estruturas em uma. Elas são próximas pela gestão de seu equilíbrio e por inúmeros aspectos no plano comportamental, mas oferecem dinamismos que se opõem: impulso para o ALTO em PA, para BAIXO em AP. Suas marcas articulares, que enrijecem e deformam o sistema locomotor, são completamente diferentes.

As iniciais dessa estrutura dupla são tiradas dos grupos musculares que ela ativa, principalmente no tronco. Os músculos que ela "acende" estão situados nas camadas mais profundas, ao redor da coluna vertebral e sobre as costelas.

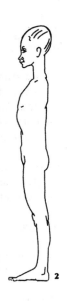

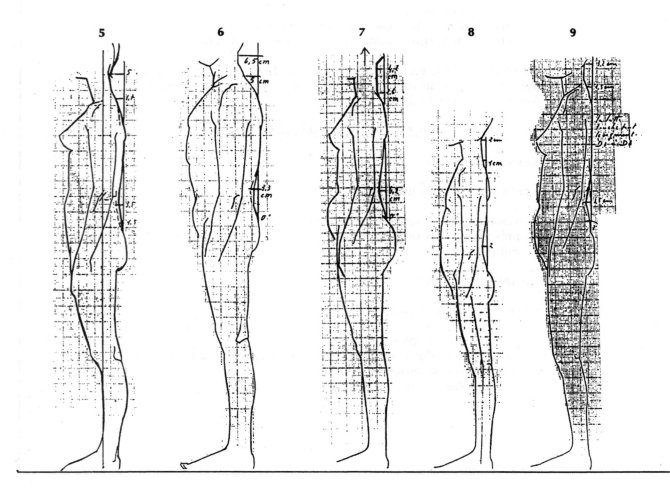

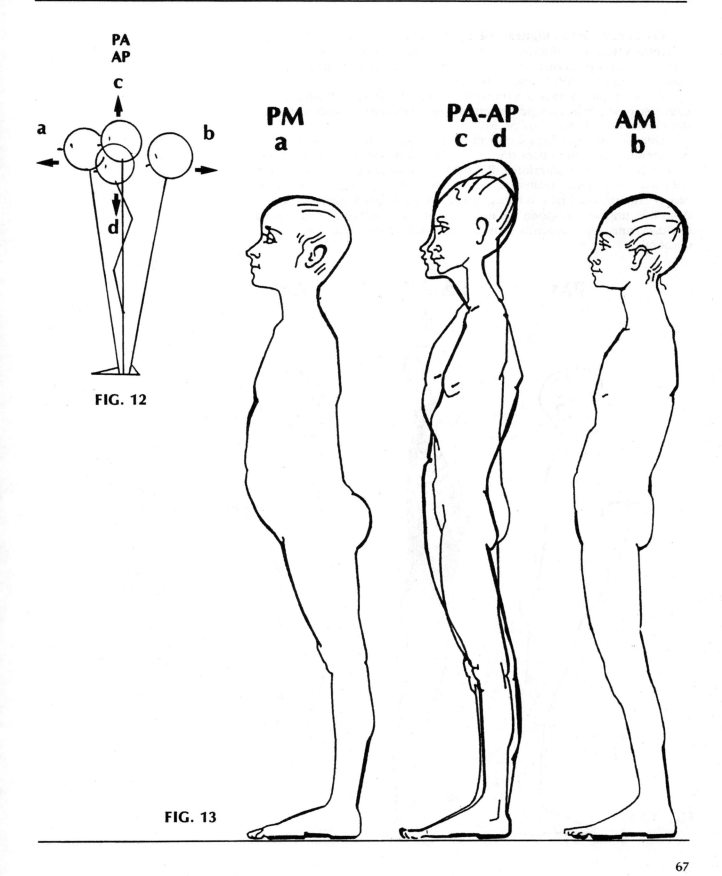

FIG. 12

FIG. 13

Como mostram as **Figuras 14 a** e **14 b**, a orientação das fibras musculares nesses conjuntos é oblíqua, até mesmo horizontal, unindo a parte anterior à posterior e vice-versa, justificando as abreviaturas PA, póstero-anterior, e AP, ântero-posterior.

Por exemplo, o músculo transverso do abdome, o diafragma e os intercostais são músculos pertencentes a esses conjuntos musculares, assim como os escalenos e os psoas.

Quando um equilíbrio é estável, como aqui, nem muito inclinado para frente, nem muito para trás, a atividade dos poderosos grupos musculares posteriores e anteriores, PM e AM, é reduzida ao mínimo. PM e AM estão em repouso relativo e, nesse caso, o tronco sofre menos coação. A coluna vertebral e o tórax, liberados das tensões que essas cadeias lhes impõem, dispõem de maior mobilidade. Então amplia-se uma atividade muscular profunda e sutil, modelando a seu favor a expressão corporal.

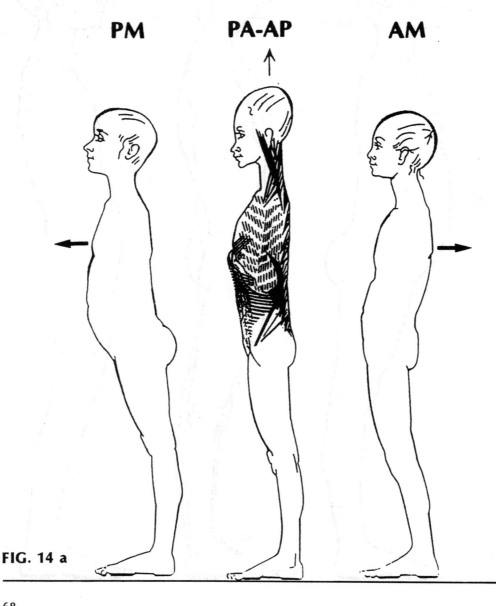

FIG. 14 a

Situados nas camadas mais profundas do tronco, ao redor da raque, inseridos nas costelas e na pelve, esses músculos interferem no alinhamento correto das peças vertebrais. Resulta dessa atividade uma postura ereta em extensão axial inteiramente espontânea.

Por outro lado, a ação desse conjunto muscular e a postura vertebral decorrente influenciam a atividade respiratória de maneira ótima. De fato, uma atitude PA-AP não forçada, correta, alinhada, rigorosa e no entanto flexível e agradável "respira".

Esse "RESPIRA" é a base do ioga.

Essa atitude, para o "respire", é raramente adequada em nossas ginásticas, pois é imposta de fora, voluntária, preocupada com "fazer bem feito", com estar "bom", do lado certo, do lado justo.

Paradoxalmente, é então que "nada respira mais", tudo falseia. É precisamente o duro e o difícil, o trabalhoso caminho em busca do correto. É com AP-PA e PA-AP unidos que vamos tentar essa abordagem.

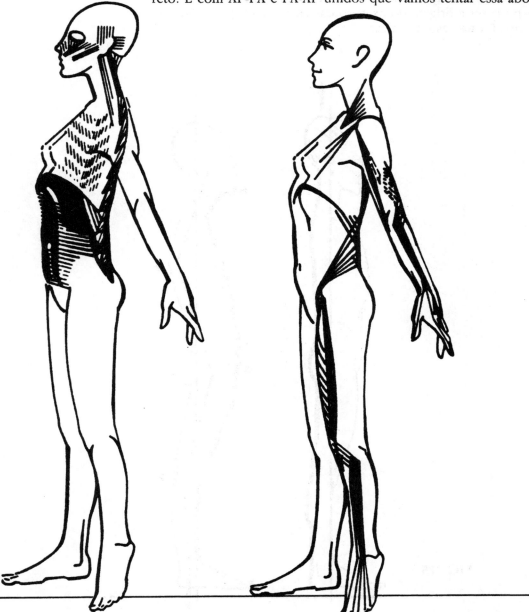

FIG. 14 b

A noção de "correto" nos preocupa e voltaremos a ela em várias ocasiões.

Na **Figura 15** o predomínio **P** (posterior) dos elementos musculares que compõem as cadeias **PA**, assim como **PM** e **PL**, caracteriza expressões corporais stênicas. Aqui, em PA, são músculos profundos, localizados posteriormente na coluna, como os transversários espinhosos, que ajustam a posição das vértebras. Resulta dessa atividade uma expressão corporal ereta e stênica, PA.

O predomínio **A** (anterior) dos elementos musculares que compõem as cadeias **AP**, assim como **AM** e **AL**, caracteriza expressões corporais hipostênicas. Aqui, em AP, através de músculos profundos e anteriores, localizados na coluna, como os escalenos e os psoas, são introduzidas "quebras" na retidão PA. Disso resulta então a atitude indolente de AP.

Quando PA torna-se rígida, AP tem um papel essencial: é ela que vai remodelar as curvas da raque e devolver o ritmo à coluna vertebral. Mas ela também pode ser a origem do exagero das curvas e chegar a fixá-las se, por sua vez, PA não as regularizar.

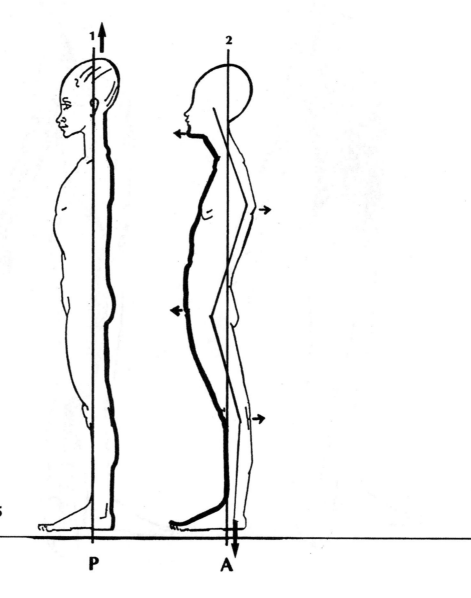

FIG. 15

"ERETA" < — > "RELAXADA"

Essas duas estruturas de expressão corporal parecem ritmar a estática humana como uma respiração. E todo o corpo "RESPIRA" pela alternância que o ritmo engendra (Figura 16)

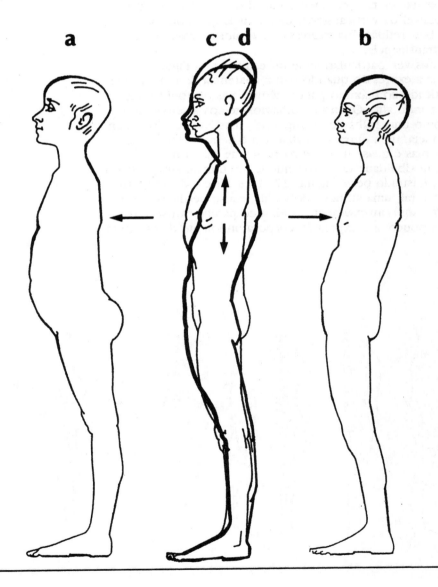

FIG. 16

A ESTRUTURA "PA"
(Figuras 15-1, 17 c)

Na **Figura 17 c**, o menino cujo tronco se alinha na vertical, como comprova a régua nas costas, apresenta uma atitude PA, mas parece, neste caso particular, ligeiramente inclinado a pender para uma PM a partir dos joelhos.

Já observamos essa criança (Figura **8 c**) e dissemos que a hiperextensão dos joelhos assinalava, numa atitude de busca da verticalidade, a presença subjacente de um ritmo e de um outro modo de equilíbrio. Essa quebra evoca aqui a outra estrutura, a pequena irmã AP subjacente, que tem o papel de "quebrar" o rigor excessivo da PA e ritmá-la.

O conjunto das silhuetas **c** das Figuras **2** e **5, 6, 7, 8, 9** que observamos anteriormente, ilustra diferentes atitudes PA. PA que "respiram", ritmadas por AP, PA enrijecidas.

PA é uma postura "ereta" em extensão axial que alinha o corpo o mais próximo possível da vertical gravitacional, mas que pode se enrijecer em sua bela retidão. Ela expressa então um excesso de rigor e até mesmo de intransigência.

Como podemos ver, particularmente no esquema da Figura **2 c**, essa PA é perfeita em sua expressão quando tem a aparência de um elástico bem esticado, esticado ao máximo para o zênite, mas disponível, embora seu impulso seja para o alto. Quando a olhamos, temos a sensação de que "vai saltar como uma rolha de champanhe", mas isso funciona bem se, sobre essa silhueta, uma outra se perfila. Ela é bem desenhada em nossos esquemas, mas é quase invisível na realidade. São a mobilidade, disponibilidade e flexibilidade do corpo que testemunham sua presença.

Podemos ver, ilustrado pelas Figuras **12**, **13** e **16 c** e **d**, desenhado sobre a silhueta central, uma atitude "dobrada"; ela se perfila sobre a silhueta "ereta" PA. Aqui, inversamente, o elástico parece frouxo e o corpo se solta um pouco. É a expressão corporal indolente da estrutura AP.

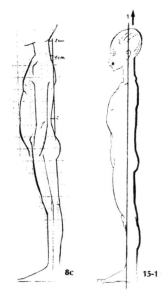

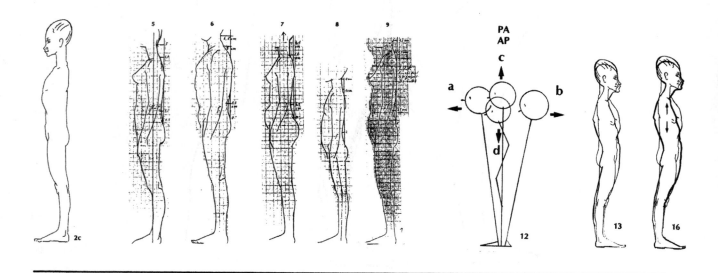

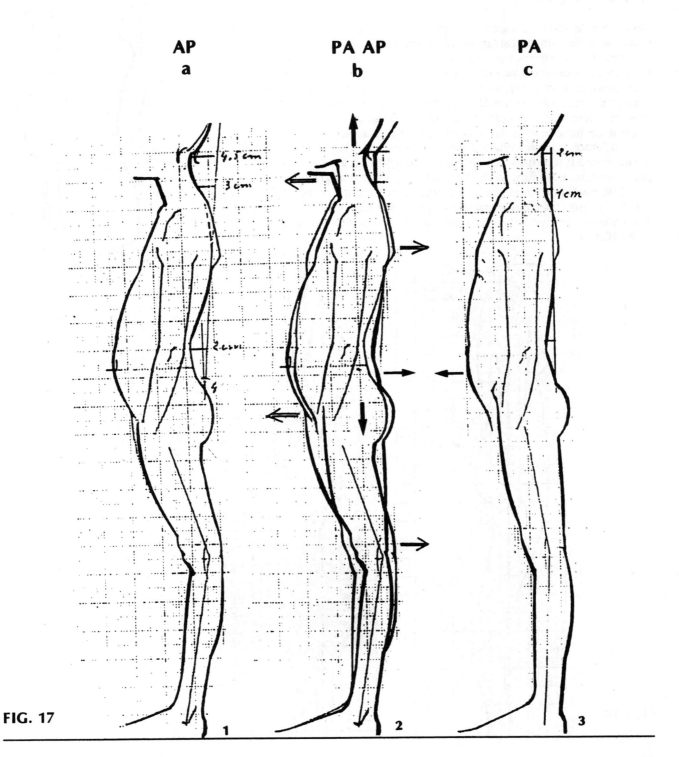

FIG. 17

A ESTRUTURA "AP"
(Figuras 15-2, 17-2 e 18)

INTRODUÇÃO

Do ponto de vista do aspecto funcional, dinâmico e rítmico, as "cadeias GDS" se focalizam na estrutura AP **(Figura 18)**.

Em nós, a presença ou a carência dessa estrutura condiciona a coordenação do conjunto das cadeias, seus duetos ou seus duelos. Funcionando para a expressão corporal, AP favorece tanto o diálogo quanto a circulação da atividade nesses conjuntos. Favorece, portanto, tensões corretas. Circulação de tensões corretas alternadas e ritmadas no interior de uma rede, a das seis cadeias musculares.

Podemos também chamar isso de circulação de energia. E dizer que a estrutura AP tem uma função, uma vocação energética, mais precisamente, uma função de MODULAÇÃO das energias.

Este parágrafo consagrado à estrutura AP é importante, pois, como foi dito acima, ela representa UM ELEMENTO CENTRAL em relação às seis cadeias, quando estas são descritas de um ponto de vista FUNCIONAL.

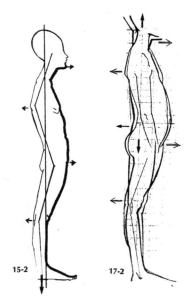

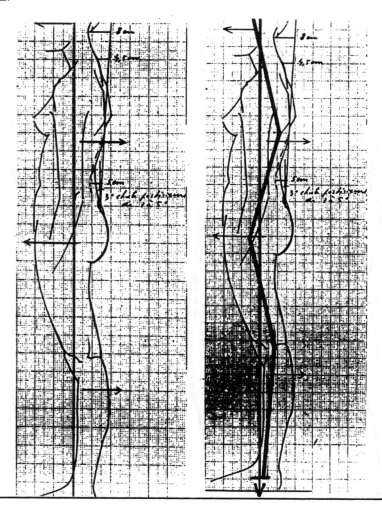

FIG. 18

PLANO E RESUMO

• A expressão corporal "AP"

A estrutura psicocorporal AP é a mais complexa de todas as nossas estruturas. Uma estrutura que, por retoques sucessivos, vai se precisar e se desenhar em nuanças.

• AP apresenta diversos aspectos, vários rostos

AP passiva / AP ativa

Nela os contrários se casam bem, duas expressões corporais que representam duas maneiras de ser que a estruturam e da qual ela é a essência. Uma "AP PASSIVA" — uma "AP ATIVA" constituem duas faces opostas de uma mesma realidade.

AP realizada / AP frágil

Uma "AP realizada" é de fato uma AP-PA ou uma PA-AP, conforme a expressão corporal preferencial privilegie um dos dois componentes. Realizadas, elas estão unidas; frágeis, elas estão separadas.

Mesmo quando patentes, nossas estruturas não são necessariamente *realizadas*. AP não escapa a esta regra. Quando se revela desabrochada, ela resulta de um equilíbrio realizado. Um *equilíbrio realizado* na oscilação entre dois extremos. Esses extremos são:
— por um lado, a aparência de uma enorme PASSIVIDADE e FRAGILIDADE,
— por outro, encarna a ENERGIA em uma ATIVIDADE EXPLOSIVA.
Representa como que uma manifestação da "ENERGIA VIDA".

Comportar-se em PA ou em AP

• AP está em sintonia com a CRIANÇA

Uma "CRIANÇA SOBERANA" vive em toda "AP REALIZADA"
Uma CRIANÇA que olha o DIREITO e o AVESSO, que interpela com suas PERGUNTAS e QUESTIONAMENTOS.

• Em busca do CORRETO

Na realidade concreta do corpo, entre atrás e frente, entre baixo e alto, AP dá o impulso.

AGIR-NÃO AGIR: vagamos em plena AP quando O NÃO AGIR torna-se o sumo do agir e a AÇÃO torna-se DESCONTRAÇÃO

• AP é a VIDA que é preciso preservar

É preciso PRESERVAR a AP dentro de nós, ela representa uma chave para todas as ascensões e travessias difíceis.

ANÁLISE DETALHADA DA ESTRUTURA "AP"

A EXPRESSÃO CORPORAL "AP"

Na Figura **17 a** podemos ver uma menina que se posiciona completamente em AP; na Figura **18**, é uma pessoa adulta. N.B. A menina parece a da Figura **8 b**, mas não é.

Em **8 b** os joelhos estão soltos, sua tendência é para a flexão; aqui, os joelhos estão em hiperextensão. Essa atitude de hiperextenção ligamentar é mais típica da expressão corporal AP. Mas há muitas semelhanças entre as duas crianças.

De fato, essas atitudes nas crianças não se sobrepõem inteiramente às atitudes dos adultos, pois o componente AP, que corresponde à própria natureza da criança, está muito presente e é totalmente normal em todas as modalidades de equilíbrio do corpo infantil.

Voltemos à Figura 8:

A silhueta **8 b** revela um equilíbrio que tende para AM, mas está associada a muito de AP. A Figura **8 c** revela um equilíbrio PA, mas também está associada a uma AP. E tampouco a atitude **8 a** é uma atitude unicamente PM; há outros componentes, que são PA-AP.

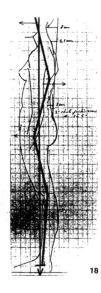

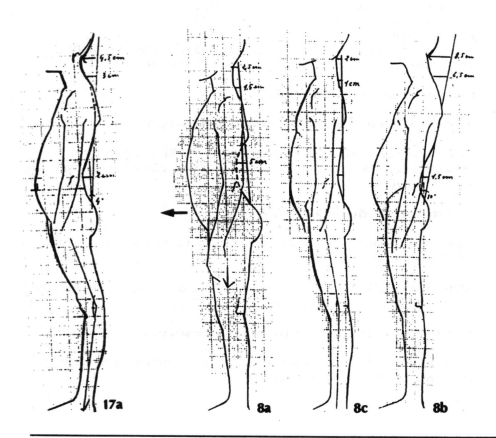

Como podemos ver nas Figuras **17 a** e **18**, a hiperfrouxidão articular, que dá margem ao recurvatum dos joelhos, é um sinal bem característico do terreno AP. A pessoa adulta que se particulariza por esse terreno não sofre enquanto todas as suas articulações permanecerem hiperlaxas, mas apresenta rapidamente muitas dificuldades e sofrimentos assim que um mínimo desequilíbrio de tensão muscular venha limitar um pouco certas amplitudes articulares.

Nesse caso, diremos sem hesitar que suas dores são psíquicas, tanto elas parecem injustificadas considerando outras tipologias, que se acomodam muito bem com certos bloqueios e sua rigidez. Não é a magnitude do desequilíbrio, nem a tensão, a rigidez, a deformação em si, nem mesmo a artrose que fazem mal; esta é uma pessoa que sofre em função do seu terreno. Terreno mais ou menos sensível, que pode ou não aceitar essa tensão.

Assim, o estado dessa pessoa é agravado por uma manipulação, um desbloqueio aparentemente recomendado para uma região dorsal enrijecida. Outra pessoa vê seu estado degradar-se após práticas esportivas anódinas que desequilibraram suas tensões musculares. Isso pode surpreender, podemos nos admirar, nos desculpar por uma intervenção infeliz. Importa evitar esses delizes avaliando mais de perto o terreno de cada pessoa e compreendendo sua sensibilidade.

O terreno AP é dos mais vulneráveis, dos mais sensíveis e sobretudo dos mais reativos.

AP se particulariza por sua indolência, mas o especial é que ela parece dormir em pé, num equilíbrio inteiramente estável. De fato, o que torna esse equilíbrio tão estável é a distribuição do peso de um lado e de outro da vertical central.

As massas corporais, bacia, tórax, cabeça, se colocam em balanceamento, oscilam, mexem e se equilibram mutuamente sem cessar, de um lado e de outro da vertical gravitária. O equilíbrio é perfeitamente assegurado a todo instante, numa alternância e num ritmo permanentes.

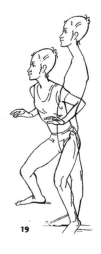

> **Essa expressão corporal obedece aos truques da lei do mínimo esforço, da qual ela tira um máximo de vantagens.**

Distendida, AP deixa-se cair para baixo. Entretanto, mesmo puxada para baixo, há nela uma enorme capacidade de mexer, mudar, reagir e reverter completamente uma situação.

A imagem que convém a esta atitude psicocorporal é a do gato. Gato alongado, indolente, perfeitamente distendido no sofá, sonolento até... mas ao menor alerta estará desperto e prestes a pular.

Essa AP indolente mas vigilante está "pronta" para entrar na dança, como se vê na Figura **19 a**, numa atitude de dança africana.

AP APRESENTA DIVERSOS ASPECTOS, VÁRIOS ROSTOS

- **AP passiva / AP ativa**

Nela os *contrários* se casam bem; duas expressões corporais representam duas maneiras de ser que as estruturam e das quais ela é a essência.

Uma "AP PASSIVA" — uma "AP ATIVA" constituem juntas as duas faces de uma mesma realidade.

O esquema da **Figura 19 b-c** ilustra essa dupla tipologia AP. Por um lado, em **b**, uma atitude que manifesta indolência: é a "AP passiva". Por outro lado, em **c**, uma atitude que se expressa num estado de alerta. Mola tensa, recolhida, em prontidão: é a "AP ativa".

AP indolente mas vigilante, "pronta para..."
A: entrar na dança
B: ilustra nas linhas quebradas a atitude de prontidão
C: linhas quebradas que, na ação, se invertem

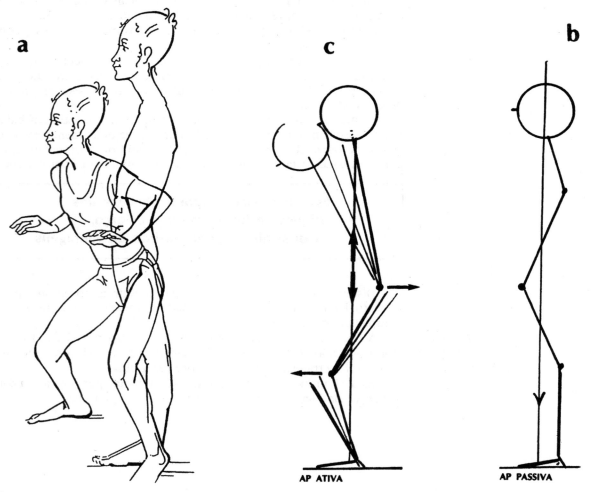

FIG. 19

AP PASSIVA:

A primeira, indolente e passiva, é uma atitude em forma de linhas quebradas, cuja primeira quebra se localiza na altura dos joelhos, que recuam em hiperextensão.

É a expressão natural e habitual de estrutura AP em pé. Notemos que uma AP costuma estar em repouso, exprimindo-se por essa indolência. Mas esta é oscilante, móvel, nunca completamente imóvel; ela passa e repassa por atitudes mutáveis e diversificadas. Inapreensível, pode-se captá-la melhor *"em balanço"* como já mostramos, equilibrando suas massas ao redor do eixo central de gravidade.

Mas para apreender todo o componente AP do fundamento psicocorporal humano é preciso defini-la a partir das duas atitudes extremas, ilustradas pela Figura 19. Essa AP tem, portanto, dois rostos, duas faces cuja frente é essa AP passiva e cujo verso mostra uma AP cuja atitude explosiva sugere uma AP ativa.

AP ATIVA:

O que a caracteriza é o "paralelismo na oposição". De fato, como a AP passiva, esta AP ativa também se apresenta em forma de linhas quebradas, como uma postura de dança africana. Mas, neste caso, as quebras são invertidas. A primeira quebra se localiza também na altura dos joelhos, mas aqui eles estão fletidos. É essa flexão que transforma os membros inferiores em molas tensas, prontas a serem ativadas pelos músculos quadríceps da cadeia AP-PA, para passar da prontidão à ação.

Os quadris dobram e o tronco permanece em uma só linha. Toda a atividade, todo o esforço está nas pernas. *Aquilo que os membros podem fazer, as costas não devem fazer*: é um modo sábio de administrar o corpo, que poupa a coluna vertebral.

Notemos que se a AP passiva evoca, por seu aspecto arriado, a imagem de um elástico solto, essa mesma AP, quando é *plena, realizada*, esconde o seu contrário. Ela esconde a imagem de uma mola tensa, compacta, comprimida, antes de soltar-se. Tiramos a tampa da caixa e dela salta o palhacinho AP.

Toda em linhas quebradas, fogo latente que qualquer sopro acende, desta "AP relâmpago" jorra a faísca, o raio, impulso de todas as recuperações quando o equilíbrio corporal, até psicocorporal, vacila.

Embora despose a força gravitacional que nos faz pesados, nos achata, nos puxa para baixo, ela é em nós essa mola, a estrutura de todos os nossos impulsos para cima. Curiosamente, estando por momentos vacilante, em uma inércia desesperante, essa estrutura é capaz de se acender repentinamente para dar um salto, uma reviravolta, um rearranjo que nos reposiciona, os pés solidamente plantados no chão.

Gerando a renovação, o entusiasmo, ignorando o passado para viver o instante, ela é pulsão de vida. Ela simboliza em nós a CRIANÇA que um nada desestabiliza e que, por menos ainda, é impelida, só pedindo da vida que cresça com ela.

- ## AP realizada / AP frágil

Uma AP REALIZADA é de fato uma AP-PA ou uma PA-AP, conforme a expressão corporal preferencial privilegie um dos dois componentes. *Realizadas*, elas estão unidas; *frágeis*, estão separadas.

Nossas estruturas, mesmo quando evidentes, não são necessariamente *realizadas*. Já lembramos isso, e AP também não escapa a essa regra.

- ## Em primeiro lugar:

Quando AP se revela desabrochada, é um EQUILÍBRIO REALIZADO. Um equilíbrio realizado entre dois extremos, realizado em oscilação.

Esses extremos são, por um lado, a aparência de uma enorme *passividade* e *fragilidade*; por outro, ela encarna a ENERGIA, no âmago de uma *atividade explosiva*.

AP representa uma manifestação da *energia-vida*.

- ## Em segundo lugar:

Quando *realizada*, AP está sempre física e psicologicamente associada a seu duplo. PA lhe é indispensável, assim como PA é funcionalmente inseparável de uma AP. Em plenitude, as duas estruturas AP-PA ou PA-AP se realizam uma através da outra, uma com a outra. Veremos como.

Elas são feitas para funcionar juntas, se "apoiar", se "suportar". Se suportar, pois, de fato, se uma impele para cima e a outra para baixo, por qual mecanismo podemos conciliá-las?

Da mesma forma, se elas modelam as articulações, cada uma de um modo diferente, até diametralmente opostos, como entrarão em acordo?

Vamos penetrar gradualmente nesses mecanismos muito particulares do funcionamento PA-AP. Dizemos então PA-AP ou AP-PA, pois são duas atitudes diferentes devido a uma nuance. PA-AP apresenta um predomínio PA, mas com uma AP que se perfila por trás. A outra, AP-PA, apresenta um ligeiro predomínio da expressão AP, com uma PA que se perfila por trás, pois está perfeitamente no eixo.

AP é FRAGIL, não realizada, quando separada de PA.

Em dificuldades, as duas estruturas fazem como os humanos: elas se separam, mostram-se isoladamente em expressões corporais que as destacam, caricaturando-as. Conforme o terreno da predisposição, elas se manifestam isoladas, seja em uma expressão psicocorporal PA excessiva, seja em uma expressão caricatural de AP.

Entretanto, veremos adiante uma outra modalidade em que as duas estruturas não se separam; elas se expressam juntas, mas marcando, com suas características, diferentes regiões do corpo. De certo modo, se localizam em zonas separadas e não vão pôr nossas articulações em perigo agindo juntas em uma mesma articulação. Cada uma delas vai agir em sua zona de predileção.

• Comportar-se em PA ou em AP

Se uma PA ou uma AP isolada, excessiva em sua expressão física, se revela geralmente incompleta, vazia, em dificuldades e frágil, saibamos que uma PA isolada, em dificuldade, se manifesta por uma enorme rigidez psicocorporal, intransigência, provocação.

Ela leva antolhos para não ver uma realidade que rejeita, assim como usar fone nos ouvidos para ouvir exclusivamente SUA verdade, não dando espaço à outra.

Em geral mostra-se diferente, por suas roupas, cabelos, seu comportamento, para expressar sua rejeição e sua vontade mal-humorada de romper com uma certa sociedade. Por não ter ainda descoberto em profundidade o sentido e a maneira de ser diferente, enquanto espera, mostra ainda uma outra aparência, de superfície, pelas roupas.

Uma AP ISOLADA se sai menos bem. Ela se deixa ir à deriva, enquanto PA fica de pé, escudo em punho.

Como bêbada, arriada, vacilante e sem capacidade para reagir como mola, num chão que se esquiva, ela é casca de noz à deriva ou fiapo de palha levado pelo vento. Ela é a presa fácil de todos os deslizes, distúrbios de personalidade, descorporificação, drogas, perdas de discernimento que a conduzem a qualquer lugar no impasse de todas as derivas.

Condicionadas para matar, esse é sem dúvida o pior descaminho da criança e desses adultos, que de adultos só têm o porte.

Essas AP frágeis suportam treinamento em grupo e nada é mais fácil de condicionar do que uma AP incompleta. Nessas condições, uma AP torna-se essa coisa automática que executa sem refletir, e que não sabe nem se lembra quando lhe perguntam: "Por que fez isto?" Ao responder "não sei..." ela é sincera.

Grande número de seres humanos de coração infantil tem sido e é ainda apanhado por esse mecanismo. Como a menina de um campo de prisioneiros — com dez anos — preparada para matar e sem rival na execução dos prisioneiros.

É importante zelar pela criança, para que ela seja iniciada desde cedo no discernimento.

Tornamo-nos essa PA vazia ou essa AP vazia, ambas incapazes de se realizar, quando o ambiente se apresenta vazio de sentido. Na realidade ou somente a seus olhos, um ambiente sem atrativos, sem cores, um obscuro terreno vago onde vegetam seres humanos que não encontram uma razão de ser para a existência.

Certas pessoas, certas PA ou AP vazias, conseguem escapar, e outras sucumbem. Elas são menos frágeis se outras estruturas vêm compensar, seja uma PM que se arqueia para manter terreno contra tudo, seja uma AM que se agarra e pode se alimentar de amizade. De uma amizade humana ou freqüentemente da amizade de um animal, nem que seja a aranha que a visita todas as noites.

Sem realização, quando esse terreno AP se manifesta em nós e nos submerge, vivemos num perpétuo "ir para onde as circunstâncias empurram", inconsistente como um recém-nascido, sem defesa, sem identidade, sem corpo, sem limites.

Como o camaleão, essa AP adota a cor do seu ambiente. Se este é sórdido, ela será o espelho da sociedade que reflete; esta última pode ser reconhecida em suas crianças "MORTAS-VIVAS".

AP ESTÁ EM SINTONIA COM A CRIANÇA

• Uma "criança soberana" vive em toda "AP realizada", uma "criança madura"

A *"AP realizada"*, ora PASSIVA, ora ATIVA, de acordo com as circunstâncias, é como uma criança desabrochada no seio de sua família, uma criança realizada, uma verdadeira criança apoiada por uma sociedade que a protege e a educa.

Educada por sua família e pela sociedade, a criança é "educada" em todos os sentidos: de elevação da criança soberana e educação da criança que tem necessidade de um contexto para se estruturar.

A analogia entre a criança na família e a AP em cada um de nós é uma evidência.

Quando ela pôde se realizar, uma estrutura psicocorporal AP madura é como a criança soberana e ela é protegida, cercada pelo conjunto de nossas estruturas psicocorporais.

Desabrochada, ela representa, como a criança no seio da família, um componente psicocorporal essencial, central, vital em cada ser humano. Mas esta AP deve, necessariamente, ser cercada pelas cinco outras estruturas, principalmente por PM e AM e por seu duplo, PA.

Como dissemos, a estrutura AP é funcional, de todas a mais importante. Mas percebemos que todas o são, pois esta AP não poderia dispensar a presença delas em torno de si.

A AP desabrochada está pois bem rodeada. Em contrapartida, uma *"AP frágil"*, vazia, se manifesta como uma criança sem família.

Ela se caracteriza pela ausência de continente, de limites. Um corpo sem limites, cujos contornos não são percebidos, é um corpo sem AM, sem mãe.

Ela se caracteriza igualmente pela ausência de suporte, de consistência. Um corpo sem armação, cuja estrutura óssea não é percebida, é um corpo sem PM, sem pai.

Vazia, AP se caracteriza ainda por uma falta de orientação, de eixo ao redor do qual situar-se e se "recuperar". É sua união com PA que lhe dá sentido, direção, eixo de referência.

Enfim, limites, suporte, sentido: a estrutura AP estará desprovida deles se não for cercada por AM, PM e PA. Falando de outra maneira, ser dominado por uma estrutura AP significa estar privado de limites, de suportes, de referências, como uma criança sem pais.

— **AM em nós, realizada, proporciona consciência do corpo, vivência do CONTINENTE;**

— **PM em nós, realizada, proporciona consciência e vivência da CONSISTÊNCIA, da resistência e da força do suporte ósseo;**

— **PA em nós, realizada, proporciona consciência e vivência de uma ESTRUTURA REFERENCIAL, de uma arquitetura.**

É essa ARQUITETURA integrada na vivência que determina o EIXO a partir do qual AP pode se orientar para deslocar e ritmar as massas corporais.

AP que personifica o MOVIMENTO, a mudança, a alternância e o ritmo, pode então mover-se, BRINCAR como uma criança, sem perder-se na brincadeira.

Ou seja, ela pode deslocar todos os segmentos do corpo sem perder o sentido, a ordem, o equilíbrio e a harmonia.

No plano psicocorporal isso se traduz ainda por noções de objetivo, caminho, ideal, sentido, *razão de ser*, perfeição. De paixão por existir por vias que dão sentido à existência, que proporcionam razão de ser e de viver, para qualquer coisa, para qualquer um.

Dizíamos que uma estrutura AP é como um camaleão que adquire a cor do ambiente que o cerca. Entretanto, como acabamos de ver, uma AP finalizada é uma criança desabrochada, realizada, "MADURA". Sob a aparência do camaleão, essa criança manifesta uma natureza ladina, divertida e sobretudo ADAPTATIVA — grande qualidade.

Com a ajuda dessa qualidade, uma AP se insinua e ocupa um lugar bem grande na vida e na sociedade. Como a criancinha que ocupa um lugar central no seio da família, esta AP é, no centro de todos os conjuntos, o ator que desempenha o papel de ligar e de *conciliar*. O corpo nos fornece um exemplo. A cadeia AP é composta de músculos misturados ao conjunto das cadeias para unificar, coordenar, animar, suscitar a alternância e o ritmo.

Quando descrevemos a cadeia AP (pp. 64-65), alguns dos músculos citados são especificamente AP, mas há outros que pertencem também a outros conjuntos. E há aponevroses superficiais e profundas entre os músculos e nas cavidades; elas aí prolongam as cadeias, principalmente a função AP.

Dizíamos que essa criança realizada manifesta uma natureza ladina, que realiza uma função importante, a de conciliar, de ligar. Mas saibamos que essa AP permanece sempre vulnerável, muito frágil como uma criança no meio dos grandes.

Frágil, e no entanto representa uma FORÇA, uma ENERGIA. *Força que concilia os contrários*, que alterna os opostos, que cria a solidariedade e a unidade de todos os sistemas que ela habita. Como a gelatina que reúne sem soldar, sem fixar.

Quando a sociedade mata a criança, está matando em si precisamente a AP. Perde então sua coesão e reduz a dinâmica de suas trocas em seu interior, e em conseqüência, a vida.

Quando as "grandes" estruturas PM e AM, cadeias musculares mais "poderosas" que as dos conjuntos PA-AP, inibem AP, reduzem também o movimento, a alternância, o ritmo e, assim, a vida.

Importa tomar consciência desses mecanismos que o corpo nos ensina, pois, bem além do corpo, a harmonia ou a desarmonia repercutem de conjunto em conjunto. Nossas sociedades funcionam como um corpo humano.

Uma AP em nós e ao nosso redor sofre, pois os desentendimentos, os divórcios e as guerras são por ela vividos como fracassos agudos e culpabilizantes de sua função que malogra.

A criança em um casal se vivencia inconscientemente nessa função AP de conciliação e de união. Isso explica os sentimentos de culpa expressos de diversas maneiras pelos filhos de um divórcio. Expressões comportamentais e psicossomáticas, depressões, fracassos escolares, escolioses etc., embora papai e mamãe os amem ainda e essas crianças não sejam em nada responsáveis pelo rompimento.

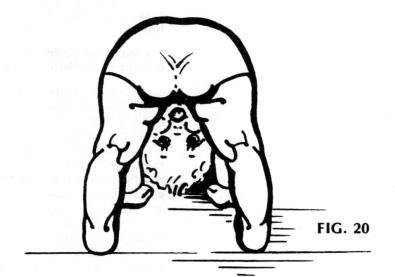

FIG. 20

• **Uma criança que olha a frente e o verso, que nos interpela com suas perguntas e questionamentos.**

Vulnerável, mas não sem recursos, essa AP é como o bebê da **Figura 20**, que olha o mundo ao contrário. Uma AP realizada não é destituída de recursos, quaisquer que sejam as circunstâncias e os rompimentos.

Pela frente — pelo verso

Uma AP em nós pode inverter os pontos de vista. Ela sacode, interpela, zomba e recupera, com suas piruetas, as causas perdidas.

Pela frente — pelo verso

Por essa frente, por esse verso, pela derisão, pelo riso, pelo palhaço que há em nós, AP é esta estrutura que pode re-lançar certas mecânicas petrificadas e certas vidas paralisadas.

Pela frente — pelo verso

Às vezes indolente, liana em curvas e espirais, ela se adapta como uma trepadeira, toma a forma do hospedeiro e sabe esperar uma oportunidade. Enquanto espera, liga, une, arredonda os ângulos e dobra temporariamente retas muito rígidas.

Pela frente — pelo verso

Natureza inapreensível, imprevisível, a estrutura AP nos escapa por entre os dedos. Escapa ao nosso entendimento, aos nossos princípios.

Fugindo das situações definidas, sacode nossas certezas, questiona tudo que foi construído.

Quando, de repente, bato a porta e parto sem um tostão no bolso para recomeçar do zero, pode-se dizer que esta AP ainda está normal?

Colocar uma criança dentro de si, viver suas turbulências, mudar de rota sem piscar, nascer e renascer e a cada dia tudo é novo ...

"*Impensável*", dirá em nós a estrutura psicocorporal AM; "*Divertido*", dirá PM; "*Vejamos*", dirá PA em busca da verdade; "*Inquietante*", pensa ainda em cada um de nós o ego, uma AM agarrada ao seu rochedo.

AM, simbolicamente, em nós, a MÃE se assegura: "A CRIANÇA em mim, a CRIANÇA-DEUS, fiz disso meu primeiro mandamento e penso MANTÊ-LO. Ele está em mim, cercado de certezas, engastado no rochedo de minhas convicções. Segura e garantida para o resto da vida, estou salva e caminho do lado certo".

Eu me olho pela frente e penso com convicção: "Caminho do lado certo". Mas eis que vejo, do outro lado, alguém que caminha na incerteza, funâmbulo em um solo escorregadio. Olho-me pelo verso, e o funâmbulo sou eu.

Pela frente pelo verso, onde estou eu? Em que ponto do meu caminho me encontro?

Vejo-me muito seguro de mim, enrijecido em meus princípios, PETRIFICADO e agonizante, enquanto ele, o equilibrista, é MÓVEL e vivo.

UM EQUILÍBRIO REALIZADO é a todo instante um exercício perigoso, nunca interrompido, sempre em movimento para recuperar uma estabilidade que vacila.

Nós somos móveis e vivos, equilibristas em aprendizagem permanente de um equilíbrio a ser encontrado e realizado no instante, nunca adquirido definitivamente, nunca instalado para durar. O imobilismo mata e as reviravoltas são crises necessárias para que nenhuma situação se fixe.

Embora essas crises ameacem nossa segurança, elas também retiram nossas amarras, para ensinar-nos que nascemos equilibristas para toda a vida.

Pela frente — pelo verso

A AP em nós acena com a regra e seu contrário, o paradoxo é verdade. Eis os princípios e indicadores da ordem estabelecida, que são e não são.

— que o PRÍNCIPE veste andrajos,
    enquanto O MENDIGO usa a coroa,
— que já foi dito: os últimos serão os primeiros,
— que o bem poderá gerar seu contrário
    e o mal suscitar uma reação que oscila para o bem.

> **Quando uma situação atinge um ponto culminante,
> ela gera seu contrário.**

É isso a oscilação, o terreno AP que oferece esta disponibilidade que permite o ir e vir. Vai e vem.

Precisamente se essa AP é ativa, não há ida sem volta, não há causa perdida, tudo é recuperado de uma maneira ou de outra, desde que se tenha confiança, desde que se relativize, se veja o conjunto... Preservar a confiança é também preservar uma AP em nós.

Pela frente — pelo verso

Insistimos nesse refrão porque é a expressão essencial de uma AP realizada.

Cinco estruturas e mais uma, a sexta, pequena, não muito representativa, uma sombra, a sombra de PA. À primeira vista um subproduto, mas cuja realização se revela como um grão de areia atrapalhando as bem engraxadas rodas, embora ela mesma se torne roda de socorro quando a pane é certa.

Incômoda, mas não podemos passar sem ela. É precisamente a essa pequena sombra que consagramos aqui um máximo de atenção, e de páginas!

Mas, com um certo rigor, olhemos também essa AP pela frente, no cerne das cinco, à sombra de PA. Descrevemos de bom grado nossas estruturas recorrendo à analogia.

Como já dissemos inúmeras vezes, a estrutura psicocorporal AP tem estreita analogia com a Criança. Preservar a criança, educá-la, não é necessariamente algo evidente, tanto para essa família psicocorporal, como para a família humana.

Alguns pensaram que a criança é Rei e que tudo lhe é permitido. A educação liberal, a supressão de todas as coerções para que a criança desabroche?

Liberar AP, deixá-la brincar COM TODAS as nossas ESTRUTURAS?

Observemos o corpo para encontrar resposta para essa questão, que certamente nos preocupa, a julgar pelo início deste trecho.

AP é corporalmente personificada por sua atitude em ziguezague. Cabeça para cima mas, como no bebê da Figura 20, também tem a cabeça para baixo, a cabeça pela frente e pelo verso. Entretanto, sombra da PA, precisa do eixo representado por esta última, para se preservar de um comportamento anárquico, para que as idas sejam acompanhadas de um retorno, de um retorno para o eixo de referência.

AP se apóia, portanto, em uma estrutura, funciona numa ordem, mas NÃO QUALQUER ORDEM. Suas leis estão inscritas em nós, na natureza humana, e inspiram nossas estruturas.

São leis naturais, das quais AP (gravitária) e PA (antigravitária) talvez sejam as principais depositárias. Pois, de fato, na natureza, a modulação dos contrários, oposição e complementaridade são lei. Essa lei também está inscrita na complementaridade PA-AP, simbolizada pela sombra e pela luz, PA a face solar, AP a face sombria.

Oposições e complementaridades se evidenciam no pensamento asiático e suas múltiplas aplicações (**Figura 21**).

Como acontece com o nosso corpo, importa enquadrar uma criança e estruturar um eixo para ela. Mas não será qualquer enquadramento, qualquer eixo, qualquer lei às vezes imaginada por cérebros a mil léguas do real. Os problemas estão AQUI, pois a criança está em busca de justeza, de AUTENTICIDADE, enquanto que "gente grande" aprendeu a trapacear com o real.*

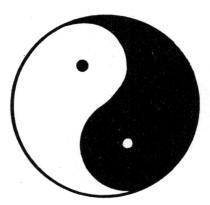

FIG. 21

---

* Ver Marcel Jousse. "L'antropologie du geste". Gallimard, 1974. Citemos a frase: "A falta de contato com o real leva à sua perda não só homens e civilizações, mas também a solidez das técnicas científicas".

À PROCURA DE JUSTEZA

• Na realidade concreta do corpo, entre atrás e frente, embaixo e acima, AP dá o IMPULSO

1º) *Já sabemos: é uma questão de EQUILÍBRIO.*

Quando observamos o corpo, a busca de "JUSTEZA" nunca está nem de um lado nem do outro, nem mesmo exatamente no meio.

Nossa análise do LEQUE das quatro estruturas psicocorporais basais, em vista sagital, demonstra que a justeza se esboça na conciliação dos opostos em torno de um ponto de equilíbrio nunca imóvel. Aqui estamos de volta à noção de equilíbrio, equilíbrio móvel que se encontra na passagem de uma oscilação, de um balanceamento, de uma alternância, como demonstram todos os ciclos da vida sob a forma de ondas, de círculos e de espirais.

Logo de início, importa que existam *contrários bem definidos*; não se trata de uma fusão, de um amálgama informe de personalidades que se parecem. Qualitativamente, **que o dia permaneça dia, que a noite não perca nada da noite**, mas que se alternem. Às vezes os dias são mais longos, dominam as noites; às vezes, é o inverso, a noite se afirma.

Por exemplo, que uma PA se afirme qualitativamente e psicocorporalmente em nós e seja privilegiada de acordo com nossas motivações, mas que uma AM venha "equilibrar" essa PM. Ou, inversamente, que a AM se afirme, equilibrada por uma cadeia posterior quando convier estar em PM.

Que uma e outra sejam bem definidas, sem excluir uma preferência. Que ambas não funcionem juntas (perigo de escaladas) mas que **funcionem em alternância.** "Quando você fala, eu me calo e escuto. Quando eu falo, você sabe também silenciar e me escutar".

Entretanto, a passagem de uma a outra não é tão evidente. Voltamos a afirmar que **um terceiro elemento introduz a oscilação**, um elemento que encarna o ritmo. É pelo justo equilíbrio de uma estrutura central AP-PA ou PA-AP que se afirma essa oscilação que facilita as relações PM-AM. Uma oscilação que cria a disponibilidade do corpo, do pensamento e do comportamento, num terreno que favorece a disponibilidade articular e a sensibilidade neuromuscular, e por conseqüência, a passagem da atividade de um conjunto muscular para outro.

Repetindo, essa flexibilidade vem de um terreno AP que, além disso, liga, assegura a conciliação dos contrários na disponibilidade e no movimento que ela cria.

É por esta razão que importa preservar em nós essa movimentação canalizada, contida, com eixo em PA.

2º) *Entre abaixo e acima, atrás e frente, uma AP dá o impulso.*

Na realidade do corpo, concretamente, o que representa ainda essa associação AP-PA cercada por PM e AM?

Se PA indica a via, a direção, a direção ascendente, antigravitacional na posição em pé, AP, por seu lado, dá o impulso para empreender a ascensão.

Nos joelhos, os músculos quadríceps são o primeiro elo das forças antigravitacionais que erigem o corpo.

Associada a PA, essa AP que desposa naturalmente a gravidade e desce com ela, não permanece aí. Pelo contrário, sua descida e/ou recuo são transformados em uma estratégia de impulso. Isso por um impulso para cima e para a frente, tanto mais potente se esse impulso for aproveitado.

Lembremos que a astuciosa AP põe esse músculo quadríceps em repouso ao colocar passivamente seus joelhos em hiperextensão e, isso feito, se entrega às forças gravitacionais que fazem desabar o corpo. Mas, no mesmo instante, desaferrolhando os joelhos, ela está pronta para o salto e, como o palhaço que sai da caixa, ela voa, desafiando a gravidade.

Simbolicamente, PA se aparenta à águia, eleva-se, toma altura, plaina do alto para ver tudo e compreender, colher o essencial e encontrar o melhor caminho.

Lembremos que PM indica frente, AM atrás, PA abre-se portanto para o alto, enquanto AP conhece o baixo e, sobretudo, sabe servir-se dele.

Com efeito, é preciso descer até o fundo do poço para encontrar um chão do qual AP, com o músculo quadríceps, saberá se servir para voltar a subir. Mas sob a condição de que tenha um chão que não lhe fuja dos pés. Este chão que não foge é, no começo da vida, um ambiente suficientemente estruturado, que oferece um quadro e outras indicações. Depois, pouco a pouco, são as estruturas realizadas em nós mesmos que nos consolidam.

Um chão firme, mas também um músculo quadríceps que funcione. Joelhos e quadríceps que funcionam bem fazem parte de um terreno AP realizado. Bem realizado, pois é importante encontrar em si MOLA suficiente para admitir que é preciso fletir os joelhos e depois usar o quadríceps para voltar a subir.

No início, nossos enrijecimentos são freqüentemente enrijecimentos psicocorporais; depois evoluem para a alteração de nossas articulações e para a insuficiência de nossos músculos mal utilizados. Nossos tornozelos, joelhos, quadris são com freqüência monumentos de rigidez; nossas pernas, duas estacas. Achamos que nossas crianças desaprendem demasiadamente cedo a descer, agachar-se (**Figura 22**). Com pressa de crescer, a criança se ergue mais do que o necessário (**Figura 23**).

Há a criança bem comportada, que se põe na ponta dos pés sem conseguir ficar suficientemente alta para olhar por cima da mesa. Outras, mais maliciosas... puxam a toalha e colocam todos os objetos que estavam na mesa ao seu alcance!

Aos pais desesperados com a agitação dos filhos, aconselhamos passar um certo tempo perto do chão. Tapete, mesa baixa, almofadas, é o conforto assegurado quando quadris, joelhos e tornozelos encontram alguma flexibilidade psíquica e física. Então, o resultado é que freqüentemente toda a família se acalma.

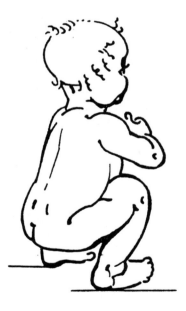

FIG. 22

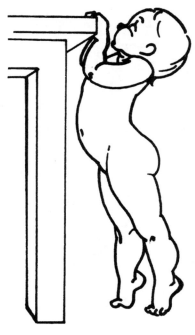

FIG. 23

Vimos que a estrutura PA se assemelha simbolicamente com um pássaro que voa alto, perto do sol. Na realidade concreta do corpo, ela se manifesta pela parte alta das costas, pescoço e cabeça que, apagando as sinuosidades vertebrais, aponta para o zênite.

AP age diferente; ela desce para subir. Na realidade do corpo, isso se manifesta nos membros inferiores.

Assim, fletir os joelhos, "ajoelhar-se". AP é esta disposição do corpo e do espírito capaz de deslizar para baixo, simbolicamente: se afastar do sol = deslizar no obscuro para ascender à luz.

Na névoa, a AP passiva espera, escoa na bruma, desce como a chuva que brilha, dorme e vela: corpo e espírito estão em baixo, mas nela seu contrário sabe que há um alto e que acima das nuvens o sol brilha.

Alto e baixo são indissociáveis, e ela está pronta para agarrar a oportunidade quando chega o instante de pular.

São, um e outro, o "luminoso" e o "obscuro". O luminoso e o obscuro fazem uma boa parceria. São como o dia e a noite, face sombria e face iluminada inseparáveis de uma mesma realidade.

A face sombria é a AP e é um milagre de AP esse olho luminoso da metade Yin ou essa estrela na noite negra, e é também um milagre de AP aquela florzinha numa ruela sem sol.

Essa pequena flor que ninguém vê, brota entre duas pedras do calçamento, exudando poluição. Ninguém a terá visto, ninguém a terá amado. Pouco importa se ela lá está, florindo para nada. Para nada? Ela terá florescido para o sorriso, para ser um ponto luminoso numa rua sombria. A natureza também inscreveu certas coisas em nós...

"Como superar tanto sofrimento?"

Foi essa a questão de um velho homem do deserto diante da tumba de sua filha morta pela fome. Sobre a tumba, flores minúsculas, quase invisíveis no meio das areias, ao vento e sob um sol tórrido. Elas não vieram de parte alguma, elas tinham devolvido a esperança a esse homem que as entrevera. Insignificante presença, magro consolo, sem comparação com a situação de um país atingido pela guerra e pela fome.

Entretanto, quando é um "Pequeno Príncipe" que as vê, essas flores, no universo mágico do coração, são portadoras de esperança.

Antoine de Saint Exupéry,* com seu Pequeno Príncipe no deserto, nos revelou tanta AP, tanta justeza: flores a cultivar no coração humano. A cultivar para que nossos olhos se abram para tantas pequenas luzes, vaga-lumes em nossas noites negras.

• **Agir, não-agir**

Quando não-agir torna-se o sumo do agir e a ação,
uma descontração.

ACROBATA DO AGIR E DO NÃO-AGIR,
DA CONSCIÊNCIA-DESPREOCUPAÇÃO, VAGAMOS EM PLENA AP

---

* Antoine de Saint-Exupéry. "Le Petit Prince". Gallimard, 1946.

No melhor dos casos, que justeza essa espera vigilante, esse estado de relaxamento ativo.

O abandono atento, esse luxo de indolência de uma "AP passiva realizada", que poupa energia para o momento que vai chegar!

Quando vem o momento, que justeza nessa atividade medida, pura disponibilidade, flexibilidade e mola, que *associa a ação à descontração*!

A ação é medida pelo jogo das massas, sempre em balanço, em equilíbrio sem esforço, operado por AP controlado por PA.

Um exemplo particularmente simples, mas não evidente para todos:
— para lavar louça ou para escovar os dentes, nos inclinamos ligeiramente sobre a pia.

Certas pessoas psicocorporalmente disponíveis nos quadris e nos joelhos recuam a bacia enquanto avançam a parte alta do tronco. Os joelhos desbloqueados, o corpo em equilíbrio, as tensões assim bem distribuídas.

Outras pessoas ficam bloqueadas na altura dos quadris e dos joelhos, as pernas como se fossem estacas e uma bacia que praticamente não recua, a coluna vertebral assume uma boa porção desse deslocamento para frente e para baixo. Há muito peso na frente, e insuficiente atrás, as massas não estão em equilíbrio e tensões "freadoras" inúteis e intensas vão crispar as cadeias posteriores.

O terreno AP é essa disposição neuromuscular e articular, essa sensibilidade particular que favorece o equilíbrio e o mínimo de atividade muscular em todos os momentos. De fato, as massas corporais em equilíbrio realizem o esforço muscular que resulta de um deslocamento.

Além disso, a atividade máxima é remetida aos membros, durante o deslocamento ou esforço, e as costas são poupadas, a energia também.

As filosofias e as artes vindas de nossas origens longínquas tentam ainda nos ensinar essa justeza.

Na Ásia, é através da meditação que se treina essa *"imobilidade ativa"*. Uma imobilidade atuante, pois a acuidade da atenção, o estado de vigília e a presença são levados ao mais alto nível. O corpo não faz nada, geralmente fica sentado, seu aspecto é mais ou menos sonolento, mas o estado desperto, a atenção são ativados ao máximo.

Nas artes marciais vietnamitas há um exercício ainda mais próximo da expressão corporal AP: o exercício do "homem bêbado". É um exercício em que o corpo, como se estivesse bêbado, mole, vacilante, brinca de recuperar o equilíbrio nos últimos instantes de uma queda certeira.

Em "estado AP" a passividade é acompanhada de uma atenção que torna possível o gesto fulgurante, a vivacidade de um salto que reestabelece o equilíbrio.

"IMOBILIDADE ATIVA"
"AGIR no NÃO-AGIR"

---

e o contrário

"AÇÃO no REPOUSO"
"NÃO-AGIR no AGIR"

Para o não-iniciado, para aquele que não passou uma parte da vida fazendo esse exercício, isso está longe de ser evidente, a menos que ele seja particularmente dotado por um terreno AP. E, mesmo assim, é preciso tê-lo cultivado, realizado.

Mas nada impede o interesse por pequenos exercícios, como, por exemplo.

— recuar a bacia enquanto o tronco se inclina para a frente, joelhos ligeiramente fletidos. Zelar sempre pela disponibilidade dos joelhos já é um bom começo.

Dizíamos:

> **A "IMOBILIDADE ATIVA" OU "AGIR NO NÃO-AGIR" É ASSOCIADO A SEU CONTRÁRIO, OU SEJA, AÇÃO NO REPOUSO OU "NÃO-AGIR NO AGIR".**

O corpo se beneficia dessa utilização correta, a mais correta possível, poupando os músculos, a energia e as articulações, quando AP está realizada, associada a uma PA eficiente.

— No esforço e por uma atitude que deve ser mantida por um certo tempo, as massas em equilíbrio, o corpo judiciosamente mobilizado utiliza as boas articulações. Um máximo de trabalho nos membros, deixando o maior número em repouso. A coluna segue o movimento dos quadris, no eixo, bem posicionada, e suas articulações são pouco solicitadas.

— No movimento, os imperativos são diferentes quando há movimento e ritmo. Para o prazer, braços e pernas em curvas e espirais garantem um máximo, mas no ritmo e na alternância a coluna pode dançar também.

Entretanto, subjacente ao gesto gracioso que chama a atenção, há algo invisível e particularmente forte. Aqui ainda, as massas são permanentemente colocadas em balanço apesar da rapidez com a qual as atitudes se fazem e se desfazem.

Esse equilíbrio subjacente permanente oferece um suporte ao gesto. De fato, quando o corpo está assim equilibrado, a respiração e o gesto são liberados, não sofrem qualquer coerção. As tensões bem distribuídas nas cadeias musculares asseguram as posturas sem entravar o movimento.

Dir-se-á que certas pessoas são dotadas para a dança; é o terreno AP *realizado* que constitui a base de suas proezas. Esse terreno AP se caracteriza, já dissemos, por muita sensibilidade neuromuscular e articular. Essa sensibilidade permite saber intuitivamente como liberar o corpo de seu peso e de sua debilidade gestual.

Mas é precisamente com o trabalho e as conscientizações que um terreno, inicialmente abandonado, mas promissor, se realiza. É um projeto que se concretiza por um trabalho pessoal.

Saibamos que a beleza que emana de um gestual não resulta verdadeiramente dos floreios do movimento, mas do subjacente equilíbrio invisível das massas corporais em equilíbrio.

Insistimos neste fato: uma expressão corporal sem nada de espetacular pode suscitar entusiasmo, porque o gesto vem sem esforço, ele *é*! Ele é *graça*, sem procurar ser gracioso. Essa graça resulta de um *descanso no agir*.

É precisamente esse estado de descanso garantido pelo equilíbrio das massas que constitui o essencial. Falando de outra maneira, um "estado AP", um deixar fazer, ou, mais exatamente, um "deixar-**se** fazer" permite ao corpo manifestar todo seu " saber fazer".

Saibamos ainda que nosso querer, nossos medos de fazer mal feito, nossos esforços para fazer bem feito inibem com mais freqüência do que estimulam o corpo a se expressar. Há um justo meio a ser encontrado entre o querer e o trabalho, portanto o *fazer*, portanto o **agir**, e, por outro lado, o *soltar*, o *deixar-se fazer*.

— <u>Na reflexão</u>. A reflexão é uma atividade cerebral que pode se beneficiar das mesmas regras.

Dizem que muitas verdades saem da boca das crianças. Digamos que elas jorram desses estados de ser AP. Como apanhar no vôo e, sem refletir, devolver uma boa resposta ou, no esporte, mandar a bola ao lugar certo. Resposta inesperada, rápida. Como escolher no instante a boa alternativa. Essa disposição do corpo e do espírito nos pertence, podemos fazer uso dela.

Mas que "trabalho" exercitar-se em praticar as alternâncias entre refletir, conscientizar, trabalhar com a cabeça e, por outro lado, soltar-se.

Relaxar e deixar que ocorram em nós, por intuição, esses processos ocultos e misteriosos. Processos que só esperam um momento de distração para surgir e nos surpreender.

Funcionamento e proezas simples na aparência, como um jogo infantil, um gesto que se tornou graça, estar nesse estado de graça também para pensar...

Mas como é difícil, para nossos gestos, para o corpo assim como para o espírito, captar essa justeza para simplesmente ser: SIMPLES... VERDADEIRO... NÓS MESMOS, *para que isso venha naturalmente*.

Vamos ser simples e concretos e dar um exemplo: o corpo, que nós observamos, nos ensina. Nos ensina em especial mediante uma aprendizagem bem concreta: com exercícios de equilíbrio.

Precisamente esses exercícios de equilíbrio praticados com o corpo poderiam contribuir para realizar em nós um estado de consciência particular, um estado de consciência no soltar-se. Não se fica sobre um só pé sem uma certa despreocupação. Despreocupação que não é inconsciência, pois, para não perder o equilíbrio, mantemo-nos bem despertos, sobretudo não se pode cochilar.

A vivacidade necessária, paralela a nos deixar envolver pelo jogo, dele participarmos intensamente embora totalmente despreocupados, isso é um *estado de infância*. O estado de infância em nossas seis estruturas, é o estado ˏAP.

A conscientização pelo corpo desse estado de graça AP fornece elementos para admitir e tentar alcançar as proezas de uma AP em nós e ao nosso redor.

Como, por exemplo, um acesso mais fácil à intuição, à inspiração, à musa e a mais criatividade. Acesso a toda essa atividade cerebral que encontra resposta para tudo.

Nós todos já vivemos momentos em que estamos cansados de pensar, cansados de buscar, fatigados de perseguir uma idéia ou um objeto difícil de encontrar. Quando abandonamos a busca, surgem de alguma parte respostas para tudo, intuições que surpreendem, imprevisíveis e percucientes.

A idéia, o nome esquecido, o objeto perdido brota no pensamento, salta aos olhos, olho onde devo, não sei como, e encontro. Desligamos a atenção, estamos distraídos e, nesse estado de passividade, de não agir, surge uma forma de atividade cerebral intensa. Idéias, respostas, sugestões se agitam. Não estamos dormindo, estamos trabalhando!

Instante mágico quando, na sensação de nada fazer, tudo se faz... em poucos instantes, agarramos, captamos, realizamos, fazemos. Um dia inteiro não foi suficiente, não fomos capazes, não soubemos fazer e eis que, de repente, está feito!

— <u>Nos fatos da vida</u>. Este estado AP propõe questões para além do corpo e do pensamento, ele parece repercutir também em nosso meio e, mais curiosamente ainda, nos acontecimentos, em nosso cotidiano.

Digam-me, esses lances bem sucedidos, em jogos feitos em aparente inconsciência e, sobretudo, despreocupação, acontecem eles por acaso ou por uma disposição particular do ser?

É o acaso ou uma forma de consciência, de percepção do ínfimo e de atenção ao Todo?

É o acaso ou uma sensibilidade para o diapasão do indizível, vibrando para além de nossas percepções, em sintonia com os seres e as coisas?

Com a ajuda de um baralho, o de nossas seis estruturas psicocorporais e dos arquétipos que as subentendem, podemos sugerir algumas respostas.

Pensamos que há uma maneira particularmente sensível, muito sensível e vibrante, de estar no mundo com os outros, de estar envolvido nos acontecimentos, e que pode influenciar o seu curso.

Acreditamos que esta sensibilidade corresponde a um ARQUÉTIPO, isto é, a um modelo, uma referência para cada pessoa humana. Uma referência jamais atingida, inacessível e, no entanto, sempre dentro de nossas possibilidades; é o arquétipo AP sustentado por PA.

Por que, de repente, falar de um arquétipo em particular, de um modelo inacessível, de uma AP inacessível?

Porque há um modo de estar no mundo, que podemos conceber com um pouco de imaginação, mas parece que o ser humano está a anos-luz dessa vibração.

A estrutura AP vibra em nós; mas não será pouca essa AP que vibra em harmonia com os outros e com a vida que nos cerca?

Somente saber que uma AP assim, uma vibração assim poderia existir e está dentro de nossas possibilidades — embora inacessível. Se essa AP, esse arquétipo desperta um desejo, desperta uma motivação, orienta escolhas, ela já se concretiza e pode avançar bem depressa.

Uma AP ao mesmo tempo tão longínqua e tão próxima, como todos os paradoxos que a caracterizam, nós a conhecemos por inúmeras facetas. No absoluto do modelo que encarna, ela representa uma filosofia, uma aprendizagem para o corpo e o espírito, um caminho para um modo de ser.

Esse modo de ser está em AP-PA e em PA-AP consideravelmente *desperta para si, desperta para tudo*. É um modo de evoluir para nos tornarmos autênticos HUMANOS.

Procedamos ainda por imagens, por símbolos. Procedamos também pela negação. É quando ela falta que se compreende o que ela é.

A provação vem freqüentemente em nosso socorro, para nos fazer compreender aquilo que uma vida sem história não nos ensina.

Imagens e símbolo

PA e AP figuram no humano a analogia com o FOGO.

Desde já, comparada a uma chama, a AP em nós não sobrevive aos abafadores, aos desmancha-prazeres ou aos pensamentos derrotistas. Não vamos muito longe, não apaguemos o fogo.

Imagens e símbolo

Na analogia do corpo humano com a árvore, o tronco, os ramos e as raízes corresponderiam, respectivamente, a PM, PA-AP e AM.

Se PA representa a copa da árvore, AP é sua FLOR ou, a seus pés, o caniço. Comparada a um caniço, ela se curva sob a tempestade, voltando regenerada e ondulante com a calmaria. Mas não resistirá à bota que a pisoteia e lhe tira a liberdade.

Imagens e símbolo

Se AP, por uma disposição particular de espírito, é levada ao maravilhoso, à fé e à alegria da criança que acredita em Papai Noel, por outro lado, ela perde o brilho quando se extingue o SONHO, o prazer e o jogo.

Quando um esporte ou um jogo são praticados pelo prazer da brincadeira, ela ganha. Mas quando a APOSTA é mais importante que o jogo, a competição mais forte que o prazer, quando é preciso PROVAR alguma coisa, então ela perde e se deixa morrer. Chama extinta, flores e caniços murchos, sonhos e brincadeiras que se evaporaram...

Esta AP, tal como acabamos de evocar, depende de nós, mas também, em grande parte, do meio circundante, da sociedade. É verdade que um recém-nascido não poderia lançar-se na vida sem um mínimo de assistência.

Entretanto, na idade adulta, ajudada pela consciência, pelo trabalho sobre ela mesma, a AP cercada pelas estruturas PM, PA e AM se realiza e realiza aquilo que ela tem a fazer contra todos os obstáculos.

É preciso preservar essa AP por um estado permanente de vigilância. Voltaremos a esse tema adiante.

O MEDO, mais do que tudo, extingue em nós o milagre, a MAGIA da AP. O medo de perder, o medo do erro, o medo do outro, o súbito medo do risco. O estado AP não conhece o riso, ela corre sobre as vigas do topo de um arranha-céu em construção, tendo o vazio embaixo.

Todos os medos matam a AP, inclusive o medo de perder "a oportunidade", seus poderes, sua intuição. E o medo do ridículo, quando então AP deixa de ser o PALHAÇO. Todos os medos inibem esta AP em nós, ela só está à vontade na DESPREOCUPAÇÃO.

Devemos então cultivar a despreocupação, correndo o risco de sermos desmiolados e imprevidentes?

Podemos ser previdentes sem sermos preocupados; previdentes e confiantes, cultivar a despreocupação na consciência e a consciência na despreocupação. Um paradoxo a mais para AP: como a imobilidade ativa ou a ação no repouso, a despreocupação se cultiva na consciência.

A **CONSCIÊNCIA-DESPREOCUPAÇÃO** é precisamente ser:

— consciente na despreocupação;
—. consciente e ativa na passividade;
— consciente e perfeitamente relaxado na ação.

Isso não nos é dado, mas representa um considerável trabalho consigo, permanente e por toda uma vida.

É esse trabalho que, preservando a Criança em toda sua simplicidade e frescor, faz dela não uma desmiolada, mas aquilo que chamamos *"criança madura"*, uma criança realizada.

À primeira vista, infância e maturidade representam um paradoxo a mais, porém na AP não nos atrapalhamos com esse tipo de contradição.

Em estado de infância, acrobatas, malabaristas, mágicos, gente de circo, que divertem por uma noite, ilustram com seu corpo essa faculdade de vogar em plena AP. Uma certa faceta dessa inapreensível AP, pois não é preciso ficar de cabeça para baixo para poder dispor dela.

Registremos o que é mais importante: essa gente do circo dificilmente fica célebre. São raramente objeto de culto, raramente venerados. Celebridade numa noite, passam sem deixar traços, sem glória, sem medalhas. Sem competição verdadeira, daquela que inscreve o nome do vencedor em registros para a posteridade e comemorações. Mas é bom que seja assim, pois isso os preserva. Um nome ou uma reputação a defender numa competição, e eles não teriam mais a despreocupação, não mais bastante AP para conseguir tantas maravilhas.

Estado de infância na maturidade e maturidade num estado de infância. É bem isso uma AP completa, uma "AP realizada". Mas, atenção!

Um nascimento a cada vez. Completa no instante, jamais para sempre. Pois AP é um modo de ser a realizar aqui e agora por recuperações constantes, permanentes e múltiplas. É sempre um **NASCIMENTO**.

O corpo está naturalmente sujeito a ficar mais pesado. Levado pela gravidade, o espírito, assim como o corpo, é naturalmente pesado e derrotista. Aceitemos isso, não há nada de anormal nesse fato, é preciso viver isso: mas toda moeda tem duas faces.

Nós dispomos de forças antigravitacionais espontâneas, que é preciso despertar, olhando, para além de nossos limites e nosso peso, para este arquétipo PA-AP.

Como mil vezes contamos às crianças, uma princesa e um príncipe se encontraram e casaram. AP e PA casaram e tiveram filhos...

Uma criatividade, uma presença permanente para o mundo, para si e para os outros. Presença que pode lançar no Grande Tabuleiro os dados de um novo jogo. Dados de um novo jogo para vencer a inconsciência e o medo tenaz, o derrotismo constante e pesado que leva à falta de sorte, e dela à violência e da violência de volta ao medo...

"AP é a vida que é preciso preservar"

• É preciso preservar a AP dentro de nós, chave de todas as escaladas e travessias difíceis.

Nenhuma de nossas estruturas precisa tanto de prevenção. Deve ser preservada pois é ela que tem as chaves de todas as escaladas e travessias difíceis. Vamos retomar os dados já apresentados, para desenvolvê-los.

Já vimos que o conjunto muscular AP dá ritmo ao corpo, adapta as massas corporais quando o equilíbrio está em perigo, ela garante o jogo de adaptação nas tempestades e facilita as passagens.

Especialmente o músculo quadríceps, do qual se deve cuidar e manter, pois essa AP em nós terá suficientes recursos para nos erguer não somente de um assento muito baixo, mas também nos tirar das situações difíceis e da depressão nervosa.

Ela é em nós o palhaço triste e o alegre. É a terapia pelo riso... Ela é o arco-íris que espalha as cores pelos céus molhados e pelos olhos em lágrimas.

Essa componente AP do comportamento humano nos interessa, particularmente no contexto dos períodos de crise. Crise da adolescência, da andropausa e da menopausa, perdas da mola e do impulso dentro de um corpo e de um psiquismo no fracasso, no desespero, no sofrimento, e também para administrar o declínio da vida.

Além de suas numerosas abordagens mecânicas, o método G.D.S. é usado com freqüência no quadro de sua abordagem comportamentalista, para despertar a estrutura PA-AP. Isto se dá por tomadas de consciência associadas a exercícios e, por outro lado, sugerindo diversas atividades que favorecem esse despertar.

Nossos conselhos são acompanhados de precauções a serem tomadas, pois, nesse domínio, não é incomum que se perca por um lado aquilo que se conquistou de outro. A ginástica, o esporte, a dança, as artes marciais, iniciadas no espírito do prazer e da brincadeira, podem vir a ser uma coerção, por diversas razões. Essa coerção anula então a espontaneidade, o frescor, a simplicidade e a criatividade que lá estavam no início e que são necessárias ao desabrochar da PA-AP.

Prevenir, despertar, consolidar, refinar, como?

Por uma abordagem psicocorporal similar à utilizada no caso de uma criança em dificuldades. Quando a criança está em dificuldades, vamos nos esforçar, se é possível, por consolidar ao seu redor uma estrutura de acolhimento, uma estrutura familiar. Repitamos, pois é importante:

---

no caso da PA-AP de que falamos, a família está dentro de nós.

Para despertar PA-AP é preciso despertar os outros. Importa consolidar em si a estrutura AM — estrutura mãe. Construir em si uma PM — estrutura pai.

— Construir a AM, ou seja, uma base, apoios que dão segurança (relaxamentos e exercícios de consciência dos apoios do corpo). E também a consciência dos limites do corpo, do seu invólucro.

— Construir uma PM, ou seja, pontos de referência, apoios, estrutura óssea que comporta, suporta e protege aquela região interna onde estão "as oficinas da vida".

Em seguida nos ocuparemos da AP, da criança que será associada à PA por meio de exercícios de equilíbrio, de salto, de risco e de audácia, de ritmo, de respiração e de dança. Alternância de exercícios espontâneos e estruturados para evitar entraves à sua liberdade de ação.

Pensemos na analogia com o nascimento, o recém-nascido, esse bebê inconsistente, dependente. Insignificante e, entretanto, todo ele GERME DE VIDA, todo ENERGIA contida, todo PROMESSAS, projeto. Esta AP evoca a VIDA e tudo aquilo que apaga AP, para este bebê, poderia apagar a vida.

Interessemo-nos pela mãe — a AM —, pelo pai — a PM—, mas interessemo-nos sobretudo pela PA.

Por analogia: PA é em cada um de nós o MESTRE, aquele que sabe, a consciência inata da estrutura e da ordem natural, do humano.

É todo um programa, em que não se pode, sobretudo, esquecer que uma criança aprende brincando. Para esta AP em nós, nunca esquecer o palhaço e o riso. Pode ser que com o riso, nasça e renasça a vida com a alegria: com a confiança, a esperança, a fé infantil, o sonho, pode ser que tudo possa curar. Todas as oportunidades estão do seu lado.

A ESTRUTURA "PA-AP"
(Figuras 24, 25, 26, 28)

PA e AP em tensão recíproca bem ajustada

Para descrevê-las, vimos PA e AP em separado. Elas estão assim em muitos casos, mas, na **Figura 24**, vemos as duas reunidas numa única e mesma atitude. Essa expressão corporal poderia sugerir a perfeição, no que se refere à gestão das "cadeias musculares e articulares". Paradoxalmente, ela não surpreende o olhar de quem a vê, ela não salta aos olhos, ela raramente é notada. Ela é absolutamente natural, *normal*, não é um tipo marcante, é igual a muitos.

A silhueta 24 **a** é simples, indefinível... Entretanto, está bem no eixo, ao mesmo tempo "ondulante", ereta e flexível, sem qualquer exagero.

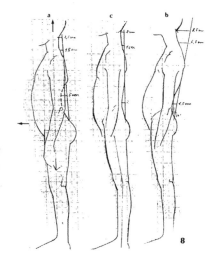

Lembremos de que a hiperflexibilidade de uma AP subjacente manifesta-se, por vezes, nas crianças (Figura **8**), por um recuo em extensão dos joelhos. Aqui não é o mesmo caso, AP é completamente discreta. Quando a PA-AP é bem resolvida, desabrochada, nada é rígido.

Notamos principalmente a PA por causa da atitude bem no eixo; mas, olhando bem, notamos também o movimento de uma AP. Uma atitude um pouquinho ondulante, mas a pessoa em pé nunca está inteiramente imóvel, ela oscila e tem muita dificuldade para ficar imóvel.

A riqueza, a espontaneidade de seus gestos e de sua mímica confirmam também a presença dessa AP.

A Figura 24 **b** é um pouco mais marcada. A cifose baixa sugere uma estrutura AM, mas ela se mantém bem ereta em PA. Ela não tem a mesma disponibilidade da atitude 24 **a**. A sua atitude tem qualquer coisa de mais "estático", o componente AP é menos evidente nela.

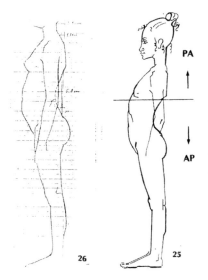

A silhueta 24 **c** mostra-se ainda mais marcada quanto às características AP-PA. Bem ereta em PA, incontestavelmente. Entretanto, a AP se afirma através de uma acentuação da lordose lombar e pela cabeça que avança. Não podemos dizer que se trata de um excesso da cadeia AP, dado que as estruturas musculares revelaram, durante os testes, uma perfeita elasticidade. Trata-se verdadeiramente de uma expressão corporal AP-PA, isto é, que privilegia a dinâmica AP.

Duas em uma, essa PA-AP simboliza ao mesmo tempo o rigor e a capacidade de adaptação.

Simboliza, como já foi descrito, a justeza, que não está unicamente na verticalidade e a justa organização ou disposição dos segmentos do corpo em relação a uma linha reta. Essa justeza porém, somente é justa se incorpora também a linha curva, os caminhos tortos e os meandros que caracterizam a vida.

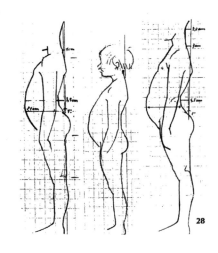

Resumamos aqui o que foi amplamente desenvolvido no parágrafo anterior.

Vimos que AP configura tais meandros e também um modo de ser que coloca em questão, sem cessar, o rigor de nossas convicções.

Vimos que o eixo é sua referência, como a estaca para uma planta. A AP se afasta dela e torna a voltar a ela, enrolando-se.

Privada de suporte, AP leva à desordem, à anarquia, à falta de estrutura, ao caos.

As duas estruturas AP e PA, como sua expressão corporal o demonstra, são completamente antagonistas e, no entanto, destinadas a fundir as formas de atividade que lhe são próprias, formar uma unidade e modelar harmoniosamente as formas do corpo, em particular a forma das curvas vertebrais.

A expressão corporal de uma PA-AP realizada, motivada e motivante, representa também uma escolha de vida, uma maneira de ser, como a descrita no caso de PM e AM.

Nesse contexto de escolha feita e realizada, PA-AP exprime uma necessidade de absoluto, de ideal, mas corre o risco de colocar o limite muito acima das possibilidades e ir de desilusão em desilusão. O risco de aspirar a uma utopia está sempre de tocaia. Entretanto, não nos esqueçamos que ela é mágica. A PA-AP, graças a AP, "cai de pé" em todas as circunstâncias.

Através da PA, ela sabe aclarar, iluminar e dar sentido à vida.

Em momentos de crise, a existência pode parecer absurda; ativar essa PA-AP é colocar-se na busca de um CORPO para habitar; uma TERRA cuja EXPERIÊNCIA importa ser vivida plenamente, e colocar-se em busca de um SENTIDO para aclarar o caminho.

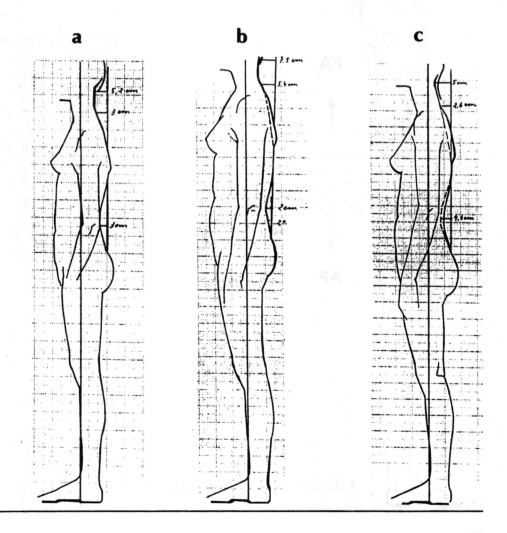

FIG. 24

PA-AP em excesso
(Figuras 25, 27 e 28)

Pode acontecer que as duas cadeias estejam em excesso e se fixem. Por isso elas não conseguem mais funcionar regulando-se mutuamente; elas se combatem e suas tensões antagonistas sobre a coluna vertebral são nefastas para a raque.

Nesse caso pode acontecer que elas se "separem sem divorciar-se", um equilíbrio se instaura dentro do desequilíbrio, uma solução que atenua os desgastes. Segue-se uma atitude corporal particular também chamada de PA-AP, mas uma PA-AP em excesso mais ou menos bem compensado.

Como podemos ver nas **Figuras 25** e **26**, os dois conjuntos musculares PA e AP dividem entre si o território. As duas estruturas em duelo por estarem em excesso, restabelecem dessa maneira o equilíbrio comprometido. Seja através de um novo dueto, seja ocupando cada uma um território diferente.

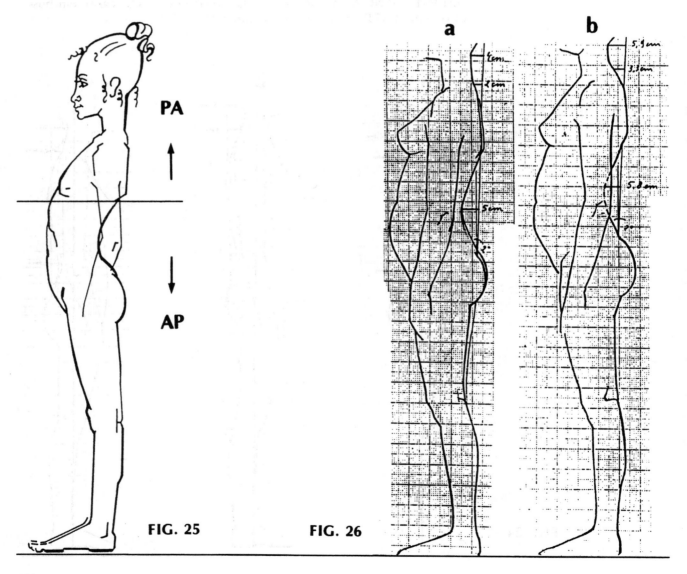

FIG. 25   FIG. 26

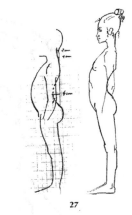

27

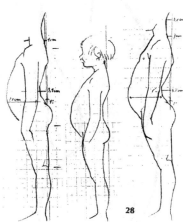

28

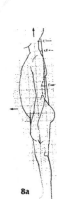

8a

A atividade PA e suas tensões excessivas ocupam o alto da raque, AP ocupa a parte baixa. De algum modo, separam os cômodos da casa. Para o corpo, em particular para a coluna vertebral, é a melhor solução, pois a raque pode viver com tal excesso, porém sem muitas disfunções.

Essa atitude é freqüente. A Figura **26** apresenta dois exemplos. Na silhueta **26 a**, PA ocupa de maneira evidente a parte alta, que coloca a raque cervical e o segmento dorsal superior em extensão axial. AP ocupa nitidamente a parte baixa, que, tendo perdido sua elasticidade, aumenta a lordose lombar. Vimos que esta é mais extensa e excessiva, estando também fixada.

AP deixa de ser adaptativa, torna-se uma "verdadeira cadeia muscular", cujos músculos psoas-ilíacos aproximam suas inserções. Isto coloca os quadris em flexão e o segmento lombar em situação de lordose psoítica.

Na Figura **26 b** a situação é menos compensada. A compensação PA em cima, AP embaixo, permite à coluna não sofrer tensões antagonistas em uma mesma articulação. Aqui PA cede terreno diante de uma AP que avançou até o pescoço.

Por um lado, a tensão AP é enorme sobre a zona lombar, nitidamente mais lordosada que no caso precedente. Por outro lado, a parte dorsal alta e o pescoço se achataram. AP, não mais solidária com PA, puxa para baixo. A tensão dos músculos escalenos contraria a ação dos músculos que erigem a raque.

O diálogo com a pessoa dona da silhueta colocou em evidência uma infância difícil. Sem ter podido viver propriamente a infância, tornada adulta, ela continua a proibir a manifestação de sua forte componente AP. A AP que domina sua personalidade tornou-se muito reativa.

Outras causas podem estar na base dessa tensão PA-AP. A leitura do corpo pode ser o suporte de um diálogo cuja finalidade é compreender. Ela permite, em conjunto com a pessoa a ser avaliada, descobrir porque, como e o que fazer com seu corpo quando existe um sofrimento a ser aliviado.

Retomemos a Figura **8 a**, da criança "mais ou menos PM". Percebemos agora que ela se caracteriza por essa particular atitude PA-AP que acabamos de descrever.

Dissemos que sua atitude sugere uma PA impelida para a frente. Dissemos também, por outro lado, que *na criança há sempre um componente PA e/ou AP que atenua as tipologias de base.*

No caso particular dessa criança impelida para frente, numa PM prematura, impossível de integrar nessa idade, PA-AP detém esse impulso para a frente.

Essa criança se estabiliza em um eixo vertical, impedindo o característico "empurrão no meio das costas" próprio de uma pulsão PM.

O tipo de atitude das **Figuras 27** e **28** é freqüente na criança. Será possível afirmar que seja do mesmo tipo da que acabamos de descrever no caso do adulto?

Podemos dizer que a PA-AP, componente psicocorporal em forte sintonia com a dinâmica da criança, já esteja em dificuldades, em excesso?

Notemos que essas enormes lordoses dorso-lombares na criança se diferenciam pela elasticidade muscular que conservam e por serem geralmente associadas a uma hiperextensão articular.

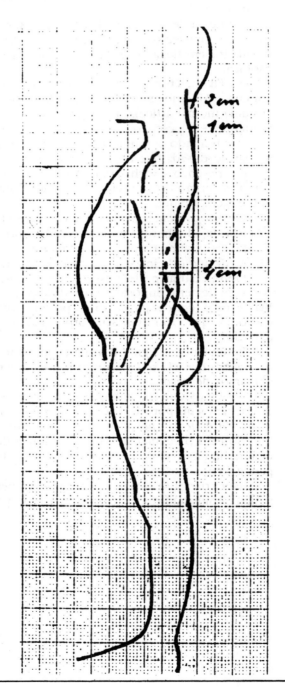
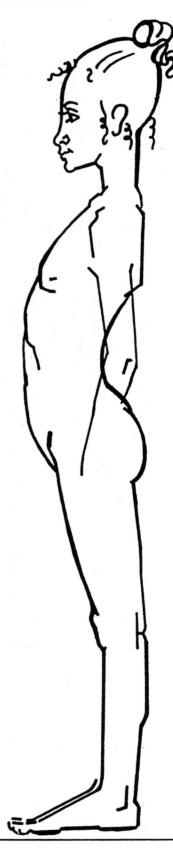

FIG. 27

Essa atitude PA-AP particular aparece com a maior freqüência, como uma passagem na evolução da criança. Ela representa, antes de mais nada, uma busca de equilíbrio segundo a maneira PA-AP. É por essa via que o bebê, ao descobrir a verticalidade, apreende o jogo das massas corporais e experimenta o equilíbrio ao redor do eixo gravitário que acaba de pressentir.

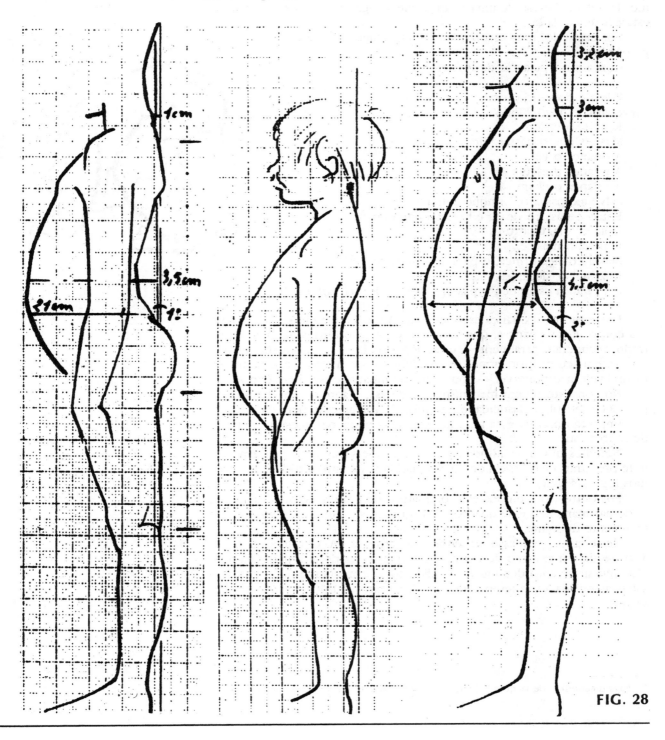

FIG. 28

Vejamos esse homenzinho da **Figura 29** que dá seus primeiros passos. A região vertebral baixa garante o equilíbrio do tronco sobre os membros inferiores por um avanço da linha gravitária. A região vertebral alta, levada pela cabeça, já pressente a verticalidade.

Não se deve entretanto excluir o fato de que tanto na criança, como no adulto, essa PA-AP particular pode também resultar de um mecanismo de defesa. Defesa de uma criança que se agarra à sua PA-AP quando está em dificuldade.

Por exemplo, uma escolaridade muito exigente para um AP pequenino...

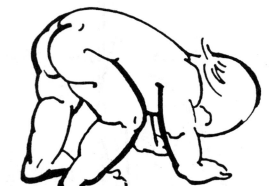

FIG. 29

Como essas palavras de Prévert:

"dois e dois são quatro
quatro e quatro, oito (...)
Repetia o mestre.
Mas eis que o pássaro-lira passa no céu.
A criança o vê
A criança o escuta
A criança o chama
Salve-me pássaro, brinque comigo!
Então o pássaro desce e brinca com a criança.
Dois e dois, quatro (...)
Repetia o mestre.
Mas a criança brinca, o pássaro brinca com ela (...)
Dezesseis e dezesseis (...)
E a criança escondeu o pássaro dentro de sua carteira."*

Desse modo, a criança escondeu sua AP e fixou-a em seu coração e seu corpo. Essas crianças, que certamente não são burras, bem ao contrário, recuperam geralmente seus atrasos escolares no momento apropriado, em seu próprio ritmo, se os adultos — sem rigor cego nem permissividade irresponsável — souberam acompanhar esse pequeno AP.

No contexto de um mecanismo de defesa, diante de um meio que parece-lhe hostil, a elasticidade muscular é rapidamente perdida.

Importa observar essa atitude na criança pequena, questionar, ficar de sobreaviso.

Notemos que uma atitude AL associada a essa situação também permite presumir a existência de uma dificuldade (o introvertido que veremos logo a seguir).

Por outro lado, um excesso prematuro de prática esportiva também pode dar margem a esse quadro. Mas o processo que o encaminhou é totalmente diferente.

Neste caso, o excesso de tensão no cerne da PA-AP é mecânico. Trata-se de um excesso de musculação, que se faz notar a partir da tensão e encurtamento dos músculos ilio-psoas. É freqüente que esta causa esteja associada a um temperamento PL (o extrovertido, que veremos a seguir).

---

* "Page d'écriture", de Jacques Prévert e I. Kosma, cantada pelos "Frères Jacques".

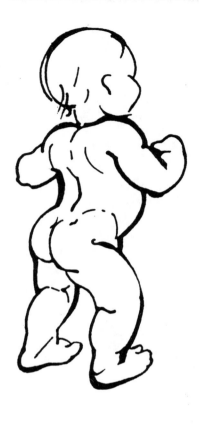

DANDO SEQÜÊNCIA ÀS NOSSAS REFLEXÕES SOBRE A ANÁLISE PSICOCORPORAL

Recrutar, selecionar, avaliar ou compreender

O leitor terá entendido, assim esperamos, que este livro não é um tratado de recrutamento de pessoal para uma empresa, nem de seleção para uma dada atividade esportiva, nem de avaliação da capacidade intelectual para finalidades escolares.

Acabamos de analisar a estrutura AP, enquadrada e sustentada por AM e PM, colocada no eixo por PA. É precisamente por causa dessa estrutura AP que tais orientações representam um processo que não nos concerne. Em particular por causa dela e do conjunto que faz corpo com ela.

Podemos destinar um certo indivíduo para uma certa função, como destinamos uma gaveta para um determinado objeto? Para cada objeto uma gaveta, e uma gaveta para cada objeto — é o ser humano determinado pelas formas de seu corpo, por seus gestos, sua escrita, a conjunção astral no momento de nascer etc.?

Pensamos encontrar a chave para a LIBERDADE HUMANA nessa estrutura que acabamos de descrever. A existência dessa AP em nós contraria todas as previsões, tudo aquilo que parece determinado.

O profeta Jeremias lamentava-se a Deus: "Meu Deus, Vós me fazeis dizer ao povo as desgraças às quais ele se expõe, mas nada disso acontece, e eles caçoam de mim". Isso não quer dizer que as profecias de Jeremias fossem falsas: diz a Bíblia que bastam dez justos para salvar uma cidade. Os justos avisados souberam afastar o inelutável inscrito nas estrelas e no comportamento dos homens...

Estamos convencidos de que a estrutura AP em nós, esse mágico, é de algum modo responsável. Não que ela seja "justa" do ponto de vista estritamente moral, mas *justa* pela justeza de seu funcionamento.

Também é dito que é necessário voltar a ser uma criança para entrar no Reino dos Céus. A estrutura AP, em sintonia com a criança pequena, realizada e amadurecida, pode recuperar as causas perdidas.

Por exemplo, ficamos surpreendidos com a mobilização de artistas, escritores e poetas, quando uma cidade sitiada e suas crianças massacradas lançam sobre nós a vergonha. Quando os jornalistas nos mostram um concerto realizado nas ruínas dessa cidade, canções e poemas não são armas anódinas, nem impotentes para mudar os corações e parar uma guerra. Todos os exércitos se serviram dos artistas para estimular suas tropas. Veículos de comunicação e artistas podem hoje colocar-se a serviço da paz.

O justo funcionamento salva. Salva, diremos nós, o funcionamento de uma AP em nós, feita de sonho, de confiança de fé e de vida.

Como foi dito antes: a AP é consciente na despreocupação, ativa na espera. Ela está ativa no repouso ou no relaxamento e abandona-se confiante na ação.

O derrotismo não é realismo. Ele nos retira o chão sob os pés. O otimismo não é utopia; ele torna firme o solo sob nossos pés, a fim de garantir o apoio que serve para tomar impulso e saltar.

Voltemos à seleção, à avaliação das capacidades dos indivíduos. Se uma AP torna possível todas as reviravoltas, todos os paradoxos, de que vale a pena?

Entretanto importa saber que uma AP inibida em sofrimento, nos faz precisamente correr o risco de nos conformarmos com nossas cartas, nossas formas, nossos gestos!

Prisioneira, privada de liberdade, a AP se apaga. Imediatamente, as previsões se revelam exatas, o indivíduo se adapta à gaveta que lhe é atribuída.

Estamos de acordo em que, no início, ele tem alguns desempenhos corretos, pois é dotado para a função que lhe é designada. Mas rapidamente, com os entraves e pelo excesso, tudo se apequena no corpo e na cabeça, inclusive a criatividade. Iremos atirá-lo fora como um resíduo e buscar outro para ocupar seu lugar na gaveta?

É preciso captar o problema pela outra ponta, a da liberdade, que engendra a criatividade e suscita um bom número de recursos insuspeitos em cada um de nós.

Nossas instituições são elas, infelizmente, destinadas a reprimir ou a estimular a criatividade? Na sociedade humana importa inspirar-se no modelo fornecido pelo corpo. O corpo ensina. Importa, como vimos, preservar a criança que somos e que permanecemos a partir do nascimento, de nascimento a renascimento durante toda a vida.

Importa enquadrar e sustentar essa AP. Porém a sociedade e suas instituições são capazes disso? Não são elas, com mais freqüência, a bota que espezinha e esmaga a florzinha que está em nós? A bota que desencoraja a iniciativa, que desencoraja os autodidatas, as pequenas empresas, os artesãos, o pequeno comerciante, essas pessoas que se esforçam para escapar das suas limitações, com toda a força de uma AP confiante em suas capacidades. Esses desacertos de nossas sociedades, sem dúvida inábeis, alienam a criatividade das pessoas.

Para concluir:

Esperemos que todas as leituras de mapas astrológicos, formas e gestos sejam postas a serviço de uma AP a ser estimulada. Isto para que o ESCRITO, esse destino freqüentemente gravado no corpo, não seja jamais inelutável, mas somente um aviso, uma recomendação.

Um aviso não para se desesperar e se encolher dentro da própria gaveta mas, ao contrário, para administrar seu corpo e sua vida.

IMPORTA COMPREENDER

Compreender e servir-se das próprias "cartas" para conhecer seu terreno e para relativizar os acontecimentos e os sofrimentos que deles resultam.

Não é o grau de um desequilíbrio psicocorporal, nem a tensão, nem a rigidez, nem a deformação em si, nem a própria artrose que fazem sofrer. Mas trata-se de uma PESSOA QUE SOFRE. Uma pessoa em apuros em função de seu terreno.

Terreno mais ou menos sensível, que pode ou não aceitar tal tensão, tal desarmonia. Para compreender essa pessoa, é necessário compreender seu terreno. Este é o objetivo principal deste livro.

B)

FUNCIONAMENTO NOS PLANOS FRONTAL E HORIZONTAL DE DUAS ESTRUTURAS PSICOCORPORAIS SECUNDÁRIAS

Dupla de DUAS atitudes na posição em pé, em relação ao espaço ESQUERDO e ao espaço DIREITO em EXPANSÃO-RETRAÇÃO

A DUPLA PL-AL

Este grupo comporta expressões corporais vistas nos planos FRONTAL e HORIZONTAL, como esquematizado na **Figura 30**.

Nesses planos, dois outros tipos de equilíbrio determinam uma forma complementar de expressão humana suscetível de associar-se às formas fundamentais.

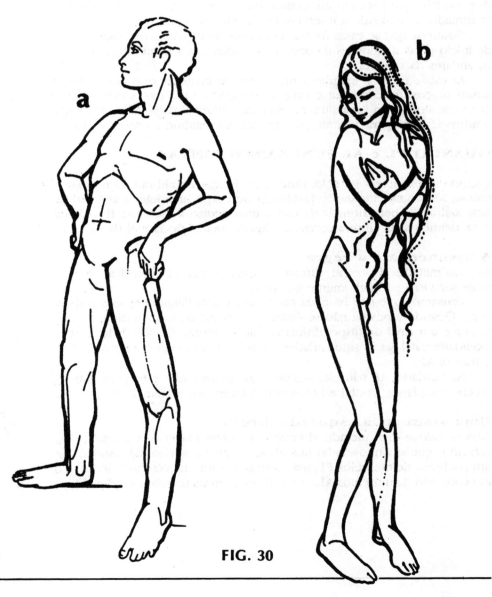

FIG. 30

EXPANSÃO-RETRAÇÃO
INSPIRAÇÃO-EXPIRAÇÃO

Comparadas às expressões basais, estas que vamos estudar agora serão vistas relacionadas a uma noção de EXPANSÃO ou de RETRAÇÃO, como inspirar e expirar.

Essa noção de expansão-retração se expressa em termos de equilíbrio, pelas atitudes vistas de frente ou de costas, que se apóiam no chão com ajuda de uma BASE LARGA, pés afastados (**Figura 30 a e 31 a**) ou, pelo contrário, com a ajuda de uma BASE ESTREITA, pés juntos, paralelos ou em geral cruzados (**Figuras 30 b e 31 b**).

Ver, a respeito, o andar dos manequins na ponta dos pés, em saltos altos e cruzando as pernas uma diante da outra. Como esse andar requer muito equilíbrio, a estabilidade é recuperada pelo deslocamento lateral dos quadris, que realizam um grande movimento espiróide, graciosamente ritmado, assinalando a intervenção de uma estrutura AP.

Notemos que se essas formas corporais de expressão se exprimem de início pelas dimensões da base, elas podem fazer o mesmo em todos os andares da silhueta.

As espáduas e os membros superiores, as costelas, que são outros tantos braços, tomam lugar e ocupam o espaço. Ou, inversamente, o corpo se alonga em uma silhueta estreita, cintura fina, costelas abaixadas, ombros levados para a frente para reduzir ao máximo a envergadura.

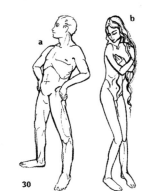

30

QUANDO PL e AL FUNCIONAM JUNTAS

Quando as estruturas PL e AL funcionam juntas, equilibram-se mutuamente, são complementares, instauram no corpo uma ligeira assimetria: uma assimetria bem ritmada da bacia, uma pequena escoliose fisiológica, uma assimetria da cintura escapular, ligeira inclinação lateral da cabeça.

A assimetria é a regra
As duas metades do corpo, direita e esquerda, não são idênticas. Isso pode ser visto particularmente no rosto.

Pensamos que não há nada na natureza completamente reto e simétrico. Quando a pessoa não se fixou no excesso de uma tipologia, a assimetria é um sinal de disponibilidade psicocorporal, flexibilidade e adaptabilidade, análoga às sinuosidades vistas no plano sagital e atribuídas à estrutura AP.

Na verdade, AP não está ausente das sinuosidades e torções que aparecem nos planos frontal e horizontal. Voltaremos a falar disso.

Uma assimetria esquerda-direita
Observando as duas metades do corpo, da cabeça às mãos e aos pés, observamos que as sinuosidades nos planos frontal e horizontal resultam de um conjunto de músculos PL, mais ativos à esquerda (cérebro direito) e de um conjunto de músculos AL, mais ativos à direita (cérebro esquerdo).

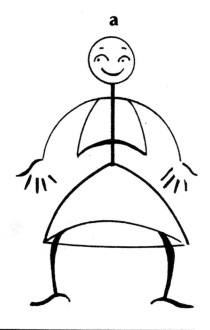

Pensamos que nosso sistema locomotor pode ser destro, para atividades e pensamentos analíticos, racionais, que solicitam o cérebro esquerdo, e canhoto no caso dos gestos integrados numa visão global do ambiente e que solicitam o cérebro direito.

Esse equilíbrio parece evoluir e favorecer as gerações atuais e parece promissor para gerações que virão. Nas gerações passadas todos foram obrigados a funcionar da mesma maneira, ou seja, como destros.

PL-AL, um ritmo
PL e AL, estruturas de expansão-retração, são chamadas a funcionar harmonizando-se mutuamente. Ambas também participam da função respiratória, agindo sobre as costelas.

PL eleva as costelas e contribui para o inspirar. AL abaixa as costelas e contribui para o expirar.

DUAS ESTRUTURAS ANTAGONISTAS E COMPLEMENTARES QUE APRESENTAM ALGUMAS ANALOGIAS COM A DUPLA PA-AP

PL-AL separadas pelo excesso
Em excesso, PL e AL funcionam completamente separadas, ou com um nítido predomínio de uma das duas estruturas, que se faz notar de imediato. As características acima citadas se acentuam, elas são excessivamente características, até mesmo caricaturais. Separadas e em excesso, elas evoluem, na maior parte dos casos, para o encadeamento psicocorporal, que as fixa em sua escolha.

Se o excesso torna a complementaridade difícil, essa dupla, suscetível de se separar, poderá fazê-lo sem um divórcio final.

Quando um excesso se anuncia, PL e AL se separam, sem se divorciar. Para evitar uma oposição, que seria intolerável para as cadeias articulares, separam-se o alto e o embaixo.

Logo, como já vimos com PA e AP, instaura-se um equilíbrio no desequilíbrio, e as duas separam o domicílio. AL torna-se caricatural na parte superior, e PL na parte inferior.

AL acima à direita, PL embaixo à esquerda
Num primeiro estágio isso ainda acontece de modo ritmado, quase "normal". AL fica à direita, mas em cima; PL fica à esquerda, mas embaixo. A cintura escapular e o membro superior direito conformam-se a uma dinâmica AL. A bacia e o membro inferior esquerdo ficam sob o domínio de PL.

O corpo cortado em dois, AL em cima, PL embaixo
Quando a assimetria torna-se excessiva e "torce" as cinturas escapular e pélvica de modo exagerado, estamos perto da patologia. Principalmente quando a assimetria corta o corpo em dois, ou seja, toda a AL em cima e toda a PL embaixo.

Nesse caso, os opostos se separam e não conseguem se harmonizar de nenhum modo.

Assimetrias normais e escaladas
É evidente que é preciso conhecer as ASSIMETRIAS NORMAIS, que dão ritmo ao corpo, para saber o que deve ser reajustado e o que não necessita de qualquer cuidado.

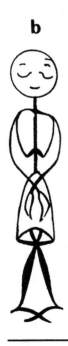

FIG. 31

Por exemplo, na **Figura 32 a**, importante não é insistir num ombro esquerdo mais alto que o direito, desde que a cabeça não esteja levada para esse lado, assinalando então um excesso. Ao contrário, nesse caso, a retrobáscula do osso ilíaco direito representa um mau posicionamento grave, que deve ser normalizado, pois atrapalha consideravelmente os ritmos naturais do corpo. Uma retrobáscula esquerda é menos prejudicial, se não for excessiva.

No exemplo **32 b**, o ombro elevado, desta vez à direita, entra num esquema patológico, resultante de uma escalada das duas cadeias. PL e AL em presença uma da outra, ambas ativas e sem concessões.

PL e AL em escalada
Como podemos ver na figura, PL e AL podem praticar, sem concessão, um antagonismo perigoso, atuando juntas num mesmo terreno. Por exemplo, PL e AL juntas, em escalada num ombro, num quadril, ambas particularmente reativas. No caso acima citado, o ombro direito já evoluía para uma periartrite escápulo-umeral.

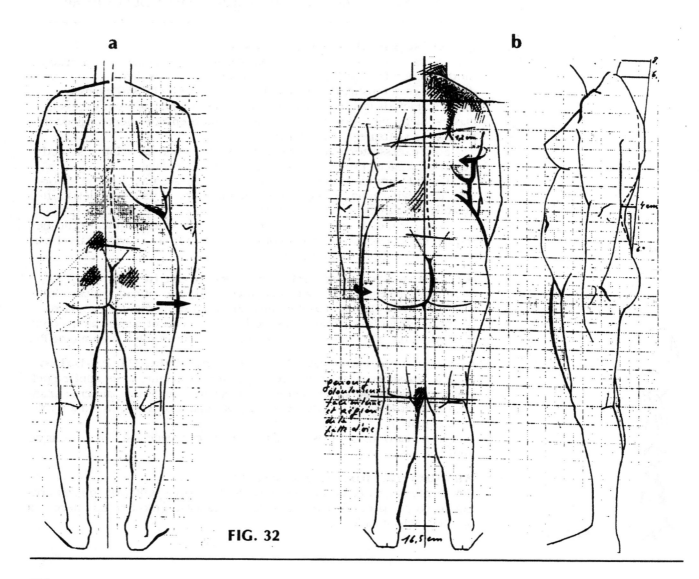

FIG. 32

PL-AL e AP, UMA TRÍADE DINÂMICA

Assim como AP, PL e AL são estruturas para ritmar e mexer (**Figura 33**), elas nada têm da estática das estruturas basais PM, PA, AM.

O terreno AM é nitidamente o mais estático dos três. Evolui para uma rigidez maior e tolera bastante bem essa rigidez.

Entretanto, PL e AL tornam-se igualmente estáticas quando estão em excesso, e isso é incômodo para o sistema locomotor. Elas se fixam em escalada, freqüentemente com uma dominância: em PL, numa estrutura de inspiração, as costelas muito elevadas; ou em AL, em estrutura de expiração, as costelas muito baixas.

Entre as duas estruturas, AL é a mais inclinada a se fixar. Muitas das nossas disfunções começam por essa cadeia. Isso depende muito da presença ou ausência de um terreno AP. Essa presença ou ausência da estrutura AP representa um fator determinante para o dinamismo de PL e AL.

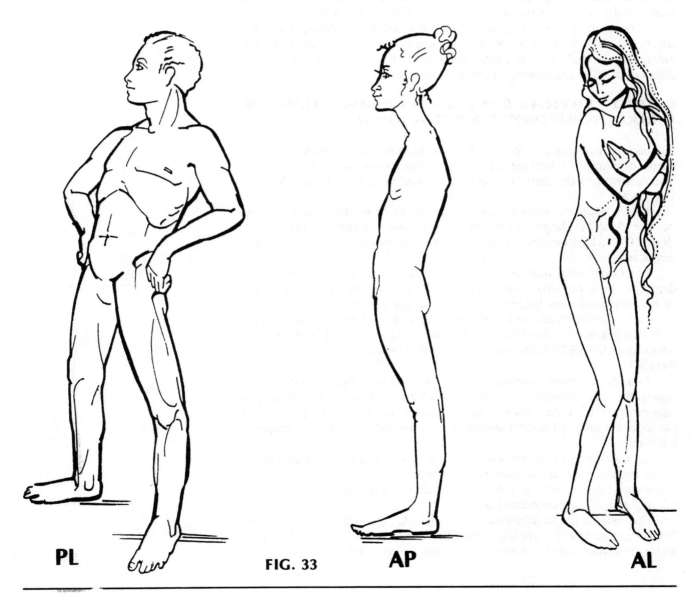

FIG. 33

É quando uma pessoa apresenta todos os sinais de uma insuficiência da estrutura AP, que podemos avaliar o quanto esta representa na dinâmica PL e AL. Seu papel é considerável. Basta uma disfunção no terreno AP para que PL-AL entrem também em disfunção, maltratando consideravelmente a estrutura ósteo-articular. Observamos freqüentemente esse tipo de problema no caso das escolioses, por exemplo, nos problemas das cinturas escapular e pélvica, de ombros e quadris.

AP tem tanta importância para as estruturas observadas no plano sagital como para as do plano frontal e horizontal.

Preservar o terreno AP, em particular as faculdades que tanto o caracterizam — flexibilidade, alternância, ritmo —, é preservar o conjunto de nossas cadeias, particularmente PL e AL, que só têm a ganhar mantendo-se flexíveis e dinâmicas.

A propósito da alternância, PL, como função de expansão, não tem nenhuma razão para se imobilizar; e AL a imobiliza. Mas, se na volta, AL fecha muito nossas estruturas, é PL que irá deter a retração.

Entretanto, o que é que decide o momento da intervenção do outro, numa alternância sem escalada? Algo em nós que se chama precisamente "ter ritmo". É a estrutura psicocorporal AP que está em ligação direta com esse mecanismo psiconeuromuscular.

O EIXO VERTICAL É O EIXO DA PERSONALIDADE. O EIXO HORIZONTAL É RELACIONAL.

Nas páginas precedentes, observamos as modalidades de inclinação do corpo organizado como um mastro, mais ou menos vertical. Interessamo-nos de algum modo pela vertical do corpo, pelo EIXO VERTICAL.

Nestas páginas, nossa atenção dirige-se em primeiro lugar para a superfície de apoio, larga ou estreita. Nosso estudo se refere a um PLANO HORIZONTAL, o do chão, plano de nossas deambulações, de nossos deslocamentos.

Por outro lado, quando nosso olhar sobe do chão, da base, aos quadris, costelas e ombros, observamos a extensão de um desdobramento de uma expansão em largura do corpo, ou inversamente.

Esses desdobramentos ou afastamentos, essas dobras ou aproximações dos segmentos do corpo em relação ao eixo vertical mediano são deslocamentos LATERAIS, que concernem o espaço à esquerda e à direita.

Falando de outra maneira, pela *abdução* dos membros inferiores e superiores, pelo afastamento das costelas como outros tantos braços, ou pela *adução* dos membros e abaixamento das costelas, o corpo vai ocupar mais ou menos lugar na *dimensão horizontal* do espaço, à esquerda e à direita.

Os conjuntos musculares que realizam esses movimentos de abertura ou de fechamento lateral associados à abertura em rotação externa ou ao fechamento em rotação interna, os chamamos "cadeias do eixo horizontal" ou ainda "cadeias relacionais".

Elas estão associadas à cadeia muscular AP, que dá ritmo ao andar. Portanto, essa tríade favorece nossas incursões, nossas explorações pelo ambiente circundante e nossas trocas. São dados como esses que nos levam a definir nossas seis estruturas, relacionando-as a uma noção de verticalidade ou a uma noção de horizontalidade. Elas são divididas em duas categorias: *estruturas do eixo vertical* e *estruturas do eixo horizontal.*

A **verticalidade** remete ainda a uma noção de PESSOA, de pessoa individualizada, autônoma, de PERSONALIDADE. O eixo vertical configura portanto o eixo da personalidade.

No eixo VERTICAL — EIXO DA PERSONALIDADE estão agrupadas as três estruturas basais, uma das quais é dupla: PM,PA e AP,AM. Elas destinam-se a nos individualizar, estando todas elas presentes em cada um de nós. Estão presentes, mas em relações quantitativas e qualitativas diferentes. É na nuance que nos personalizamos, a partir de uma base humana que é a mesma para todos.

A **horizontalidade** se refere a uma noção de TROCA.

A horizontalidade evoca o chão e o espaço lateral, o deslocamento e a exploração, que permitem entrar em RELAÇÃO com todo o ambiente terrestre, permite trocar, comunicar-se com esse ambiente. O eixo horizontal configura aqui o eixo relacional.

No EIXO HORIZONTAL — EIXO RELACIONAL estão agrupadas nossas duas estruturas secundárias, PL e AL, completadas, dinamizadas, ritmadas por uma terceira, a AP.

As três constituem uma tríade dinâmica destinada às trocas e, por outro lado, personalizam nossas modalidades de troca com o ambiente. Sobre uma base comum, similar em todos os seres humanos, cada um de nós desenvolve um modo pessoal de se comunicar.

Na realidade concreta do corpo

• A coluna vertebral representa esse eixo vertical, e ela é trabalhada pelas estruturas do eixo vertical.

De fato, o principal é que ela está submetida às influências das cadeias musculares PM, PA-AP, AM.

• Os membros, as cinturas escapular e pélvica e as costelas representam o eixo horizontal, e são trabalhadas principalmente por PL, AL, AP. Acionados por essas cadeias, nossos membros nos transportam, ampliam nossas expressões corporais, vão e vêm, favorecem tudo que pertence ao âmbito relacional.

TROCAS COM O AMBIENTE PARA SE NUTRIR, SE DEFENDER E SE COMUNICAR

• Nutrir-se mediante expansão e retração.

Se PL e AL + AP configuram, respectivamente, o desdobramento e o fechamento, essas estruturas configuram em nós também o ir e vir. É com a ajuda dos membros que vamos e voltamos, que exploramos, que tocamos, pegamos.

PL se desloca, explora, busca, toca. AL pega, colhe, recolhe, junta, traz para si, examina, analisa e se apropria daquilo que lhe convém, e leva-o à boca.

• Nossos modos de *proteção* e de *defesa* estão também estreitamente ligados às estruturas do eixo horizontal. (**Figura 34 a** e **b**)
a — PL agride ou foge, "pega o freio nos dentes" para se proteger.
b — AL se faz pequena, se esconde, faz uso da estratégia do escudo.

• Com o ventre cheio, a segurança garantida, PL e AL encontram então a oportunidade de se comunicar, de refinar a *auto-expressão*. Um deles de modo extrovertido, o outro de modo introvertido. Veremos em pormenores essas modalidades de expressão.

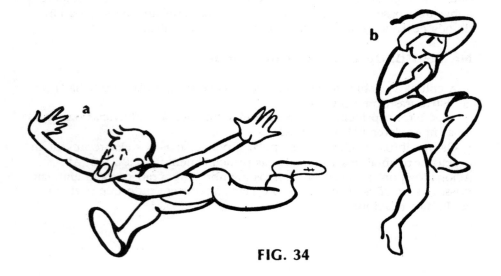

FIG. 34

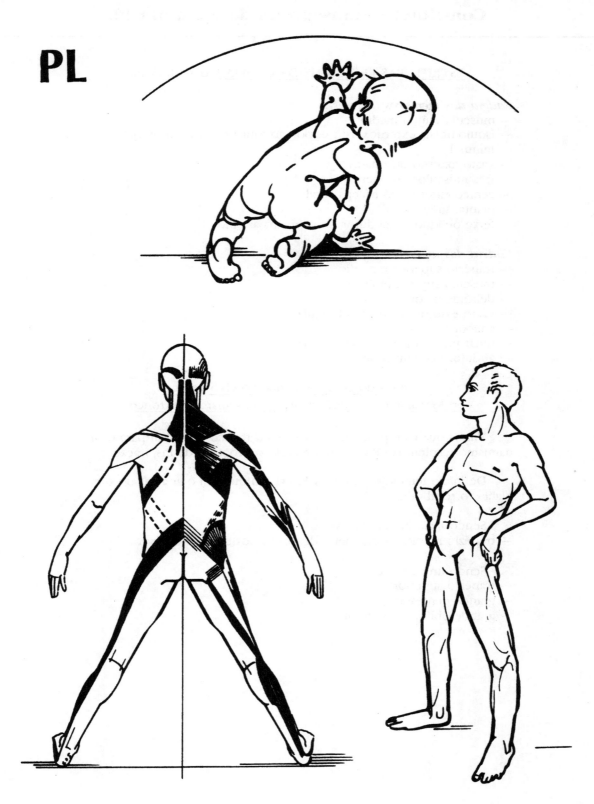

FIG. 35

Constituintes musculares da estrutura PL

ESTRUTURAS PRINCIPAIS DA CADEIA MUSCULAR PL

Cadeia dos membros inferiores
— músculo glúteo médio
— ísquio-tibiais externos, isto é, porção longa e curta do bíceps femural
— vasto externo do quadríceps
— três músculos peroneiros
— gêmeo externo do tríceps sural
— plantar grácil
— feixe oblíquo do abdutor do primeiro artelho

Cadeia dos membros superiores
— trapézio superior e médio
— músculo supra-espinhoso
— deltóide médio
— vasto externo do tríceps braquial
— anconeu
— ulnar posterior e o ulnar anterior
— abdutor do quinto dedo

Presença do eixo horizontal no eixo vertical
prolongamento PL nas estruturas musculares do tronco

Vimos que esse prolongamento PL no tronco contribui para o dinamismo respiratório PA-AP, reforçando o processo de inspiração.

De início temos (sendo mais PA-AP do que PL) o angular do omoplata e o rombóide.

Sendo mais PL que PA AP
— trapézio médio e o pequeno denteado posterior e superior

Sendo unicamente PL
— trapézio superior
— grande denteado
— grande oblíquo do abdome

A EXPRESSÃO CORPORAL "PL"

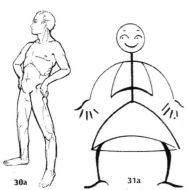

(Figura 30 a, 31 a e 35)

Aqui o corpo está aberto, o equilíbrio está garantido sobre uma base de sustentação larga. Os grupos musculares que intervêm são ativos, principalmente na altura dos quadris e dos ombros. São músculos abdutores e rotadores externos. Esses músculos estão situados lateralmente e atrás do quadril e do ombro. São *posteriores* e *laterais*, por isso a abreviação PL **(Figura 35)**

Por outro lado, como já foi mencionado, a observação permitiu estabelecer que essa estrutura PL está mais à vontade do lado esquerdo do sistema locomotor. Falando de outra maneira, o lado esquerdo (cérebro direito) parece privilegiar a expressão corporal PL.

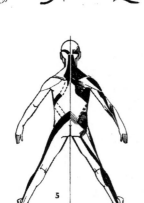

- **Comportar-se em PL**

A expressão corporal ligada a esse conjunto muscular pode resultar de uma necessidade de abertura, de contato e de trocas.

As escolhas ligadas a essa forma corporal, em expansão lateral e abertura anterior, poderiam resultar de uma personalidade extrovertida. Ou pertencer a uma pessoa cujas motivações, por causa dessa necessidade de expansão, favoreceriam atividades exploratórias, a curiosidade, o deslocamento, as viagens.

De acordo com as tendências basais associadas a essa abertura, a viagem limitar-se-á, no caso de uma estrutura AM, por exemplo, a fazer explorações "em chinelas": ou seja, explorações livrescas ou culinárias. Certas pessoas se orientam para a exploração das bibliotecas, enquanto outras percorrem o planeta.

A estrutura PL abre amplos horizontes, campos de interesse variados, uma consciência grande dos outros e do meio ambiente.

Mas isso não quer dizer que a estrutura psicocorporal PL fará da pessoa, necessariamente, um sociólogo ou um ecologista. Ela pode expressar-se de diversas maneiras. Pode expressar destrutivamente sua necessidade de expansão, pode pensar grande, construir esquemas gigantescos e passar a moto-serra para abrir auto-estradas, grandes barragens, cidades tentaculares. Ela pode maltratar, invadir territórios ou ser um descobridor, um pesquisador atento e curioso.

PL também é ameaçada pelo excesso, como todas as outras estruturas que acabamos de descrever. Pode então, em certos casos, se fazer notar pela violência.

A dispersão, a multiplicação dos seus campos de interesse, constituem para PL a ameaça de uma agitação estéril e superficialidade, um diletante que tudo experimenta, sem ir até o fim.

Realizada ou em dificuldades, há um fato constante e marcante a caracterizar essa estrutura: ela teme a solidão. Precisa juntar-se ativamente a um grupo, ou se isola, freqüentando lugares animados, saguão de estações, ruas muito freqüentadas, sozinho no meio da multidão.

• Expressão corporal de uma situação imposta e suportada

É freqüente que essas estruturas do eixo relacional se inscrevam de maneira excessiva no corpo em conseqüência mais de mecanismos de defesa e não inteiramente por escolha.

Sejamos vigilantes, particularmente quando o corpo se contorce, apresenta-se pouco à vontade. Talvez não seja a expressão de um explorador, mas o corpo de uma pessoa encolerizada, de uma pessoa que reage a uma situação que a sufoca, que a deixa encurralada.

Quando a respiração está em dificuldades, quando há falta de ar, diante da sensação de sufocar, os músculos que intervêm em socorro da respiração também pertencem à expressão corporal PL. Expressão psico-corporal PL e inspiração forçada estão ligadas.

Estar psicologicamente em situação de sufoco, viver apertado, espremido, sentir necessidade de livrar-se do controle de alguém ou do controle de suas próprias tensões, obsessões, culpas, angústias — tudo suscita a reatividade de uma estrutura PL. Querer abrir a torquês e precisar de espaço vital é uma situação psicologicamente sufocante, que mobiliza a cadeia dos músculos PL. Ela vai fazer subir os ombros, afastar os braços, elevar as costelas e alargar lateralmente o tórax.

Mas essa expressão PL não corresponde a uma motivação profunda, a uma escolha, mas a uma saída que se impõe, à falta de outras soluções, por uma somatização.

No plano comportamental, essa crispação PL pode ser acompanhada de manifestações agressivas, de atitudes reinvindicatórias desagradáveis aos que estão próximos, por gritos, crises de cólera.

Diante de uma PL excessiva e que vem acompanhada de queixas ligadas à psicomecânica dessa estrutura, vamos lembrar algumas questões já propostas em outros parágrafos.

Trata-se de uma carência do antagonista?

Uma AL em carência, que deixa o campo livre para PL? Uma PL de algum modo imposta, "vazia", nem sempre sustentada por um terreno PL subjacente, realizado, forte e desenvolvido. Mas, pelo contrário, uma atitude que se expande em PL na falta de uma contenção AL.

O antagonista está em excesso?

O excesso AL provoca a reatividade de PL. A esse respeito, recordemos duas possibilidades.

Essa AL excessiva pode estar associada a um terreno AL, a motivações específicas, a uma escolha comportamental.

Ela está realizada, mas vai muito longe e, diante do desequilíbrio, PL reage.

Essa AL pode não ter relação alguma com a personalidade do indivíduo. Ela pode inscrever-se no corpo a partir de circunstâncias vividas, que exigiram silêncio e fechar-se. Uma AL em defesa que vai suscitar uma PL em defesa.

Essas duas estruturas estão ligadas aos nossos mecanismos de defesa. É freqüente que tanto uma quanto a outra estejam em reação de defesa, crispadas e em escalada. Tais mecanismos, que vão mais longe que o próprio objetivo e chegam a nos destruir, estão com freqüência na origem de nossas dores e nossos bloqueios articulares.

Vamos repetir as recomendações:

No caso de REATIVIDADE de uma cadeia muscular, é importante cercar-se de precauções. A abordagem deverá ser progressiva.

O caso fica mais difícil quando duas cadeias estão em situação de defesa e em escalada. Quando as duas cadeias específicas são expressões de defesa, podemos compreender que nos confundam e, em certos casos, nos abalem.

Última questão:

AL não está em questão, mas PL é reativa, está em dificuldade. Por quê?

A reatividade da estrutura psicocorporal PL pode não ter relação com a antagonista. Pode provir das pessoas em torno, de uma situação exterior. Essa situação pode ser imposta, suportada com ou sem razão, tornando necessário, aos olhos do indivíduo, proteger-se com agressão ou recurso à violência.

A abordagem dessas estruturas do eixo relacional — que também são, como já vimos, estruturas de defesa — propõe a questão da violência dentro de nós e ao nosso redor. Violência por vezes contida há muito tempo no meio de tensões inexoráveis, violência que explode, que surpreende mas que alivia, tanto a tensão das "cadeias" pode ser forte, sufocante, levando a um grito de escape.

Notemos que as cadeias com a letra P, isto é, posteriores, tendem nesse caso a se reforçar mutuamente.

A expansão PL e sua violenta reatividade é reforçada por PM, se esta for ativa na personalidade em questão.

Uma PA realizada pode trazer o rigor e a justeza para esse comportamento excessivo. Porém, se ela também for excessiva, muito rigor ajuntará intransigência e cegueira à violência.

REFLEXÕES SOBRE A ABORDAGEM TERAPÊUTICA

Como vimos, as causas são por vezes internas, por vezes externas e, freqüentemente, ambas ao mesmo tempo.

Já evidenciamos o fato de que duas cadeias em defesa, cumprindo essa sua função, podem representar uma escalada insuperável. Toda intervenção provoca novas reações. O processo de defesa é levado mais longe, exagerado, e permanece fixado.

Para ajudar tais pessoas, importa chegar às causas e de, início, não tocar muito diretamente nos músculos. Essas pessoas têm necessidade desses mecanismos de defesa enquanto não se encontra uma verdadeira solução.

Se a causa é identificada no exterior, quais são as verdadeiras soluções?

Em geral não há solução exterior. Não podemos mudar o mundo. Mas há soluções a serem encontradas dentro, para adaptar-se e ultrapassar tais dificuldades.

Importa iniciar o relaxamento e a desescalada das cadeias, pela conscientização, bem mais que por um trabalho na região que sofre. Tais tomadas de consciência far-se-ão pela intermediação do corpo. Por exemplo, tomar consciência do elo que existe entre a atitude interior e a atitude corporal.

Se a violência se exprime pelo corpo, inscreve-se e incrusta-se em nossas formas, poderemos nos servir do corpo para sugerir outras formas.

A pessoa pode aperceber-se de que o corpo alimenta as tensões através da atitude e do gesto, até mesmo as exacerba. Mas, por outro lado, ela pode notar que o corpo, através de outras atitudes e gestos, pode acalmar-se e acalmar o espírito, abri-lo para outros pontos de vista e considerações.

Importa viver o corpo de outra maneira e, em seguida, ter autopercepções psicocorporais valorizadoras e construtivas, que vão além do corpo apequenado e crispado em atitude de defesa.

É por meio de um diálogo da pessoa com o próprio corpo que a terapia pode acontecer e realizar o seu fim. Já consideramos a tentação de intervir diretamente para colocar ordem em estruturas que nunca chegaremos a conhecer o suficiente!

Nosso papel consiste em levar a pessoa a interessar-se por seu corpo, pois o corpo sabe até onde pode ir no momento.

Em seguida, o corpo aprisionado se deixará abordar. O gesto de mão usado para soltar uma articulação nos confina ao papel menor, de "primeiro socorro", e é assim mesmo. Não é essa massagem, nem esses desbloqueios aqui e ali que constituirão O VERDADEIRO TRATAMENTO.

AL

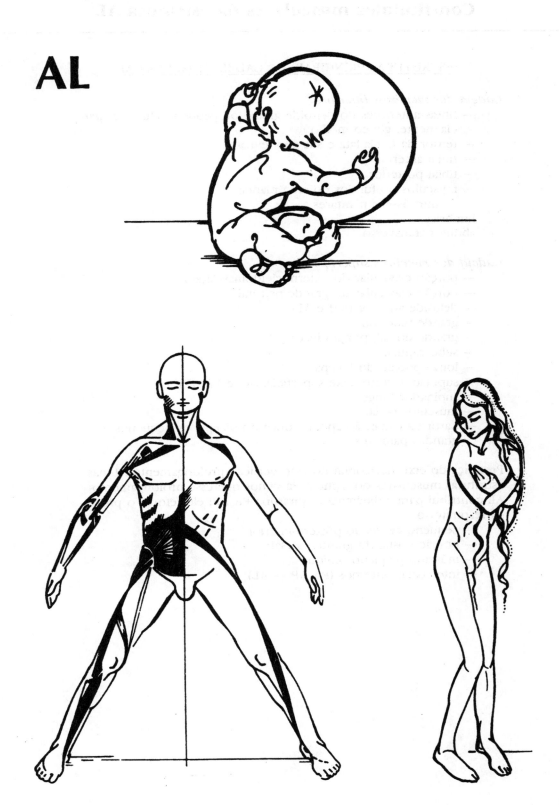

FIG. 36

Constituintes musculares da estrutura AL

ESTRUTURAS PRINCIPAIS DA CADEIA MUSCULAR AL

Cadeia dos membros inferiores
— fibras anteriores do deltóide glúteo ou pequeno glúteo e, parcialmente, glúteo médio.
— tensor da fáscia-lata e sua aponevrose
— tibial anterior
— tibial posterior
— músculos profundos do arco plantar:
 interósseos plantares
lumbricais
abdutor transverso

Cadeia dos membros superiores
— porção clavicular do externocleidomastóideo
— porção clavicular do grande peitoral
— deltóide anterior (AM e AL)
— grande redondo
— grande dorsal, porção ilíaca
— subescapular
— longa porção do bíceps
— supinador curto-feixe superficial (AL e PA AP)
— supinador longo
— músculos radiais
— partir da expansão aponevrótica do bíceps, os pequenos e grandes palmares

Presença do eixo horizontal no eixo vertical (prolongamento AL nas estruturas musculares do tronco). Já vimos que esse prolongamento AL contribui para a dinâmica respiratória PA AP; ele reforça o processo respiratório.
— pequeno denteado póstero-inferior
— porção costal do grande dorsal
— músculo pequeno oblíquo
— intercostais internos (PA AP — AL)

A EXPRESSÃO CORPORAL "AL"

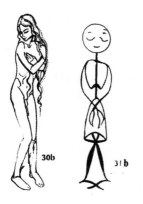

Figuras 30 b, 31 b e 36.

Aqui o corpo está fechado. Mais precisamente, encolhido lateralmente. O equilíbrio é garantido de modo mais precário sobre uma base de sustentação mais estreita.

A expressão corporal ligada a esse conjunto muscular se traduz por um estreitamente lateral do corpo e por um fechamento anterior.

Aqui também trata-se de grupos musculares essencialmente ativos na altura dos quadris e dos ombros. São músculos adutores e rotadores internos. Esses músculos são *anteriores* e colocados *lateralmente* na altura do quadril e do ombro. Vem daí a abreviação AL **(Figura 36)**.

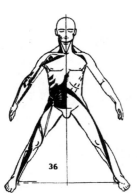

- **Comportar-se em AL**

Essa postura, como aconteceu com todas as precedentes, pode ser resultado de uma motivação e de uma escolha comportamental. A de viver INTROVERTIDO. Escolha ligada a uma necessidade de discrição, de reserva, associada a um gosto pela solidão, pelo isolamento.

Mas, como já descrevemos para as outras estruturas, a motivação e a escolha comportamental não são a única razão dessa expressão corporal. É isso que torna a análise morfológica tão difícil.

Quando, no melhor dos casos, PL é uma escolha comportamental, tende a se expandir e correr o risco da dispersão; AL, por outro lado, tem a vantagem de reduzir os centros de interesse para melhor focalizar e concentrar a atenção.

Seletiva, circunspecta, essa maneira de viver em AL favorece a especialização, a realização e o aprofundamento das tarefas que empreende.

Entre os riscos que advêm de uma escolha comportamental de tipo AL está o fechar-se em um isolamento que restringe as trocas e que diminui, em consequência, as contribuições necessárias ao aprofundamento, à imaginação e criatividade.

- **Expressão corporal de uma situação imposta e suportada**

Se uma atitude de tipo AL pode ainda resultar de uma situação imposta, suportada, contra a vontade, desde o início ela não corresponde inteiramente a um gosto pela solidão, mas à necessidade de se calar.

Com ou sem razão, essa AL imposta inibe toda forma de expressão, de manifestação, fecha-se para esconder-se, evita atrair a atenção para se proteger.

Quando o corpo se contorce e se deforma em posturas AL, também é preciso ser vigilante para detectar um grito de aflição, aflição tanto mais profunda quando acompanhada de silêncio dentro de seu casulo. No âmago dessa expressão não se encontra, para livrar-se dela, a reatividade e combatividade da estrutura anterior. Pode acontecer, como já foi descrito, diante do excesso dessa AL, que surja uma PL reativa que, de algum modo, salva a situação. É por isso que não se deve tocar nas manifestações dessa PL, mas buscar no lado AL as causas do grito por socorro, e uma estratégia para ajudá-la.

Os mecanismos evocados para PL são os mesmos para AL. As questões serão as mesmas.

1) É uma carência do antagonista?

Se for esse o caso, não existirá um freio para a atitude de fechamento.

2) É um excesso do antagonista?

É menos freqüente que o excesso de um temperamento PL faça com que AL intervenha. Por outro lado, como acabamos de descrever, o inverso é mais freqüente, em razão do mal-estar provocado pelo fechamento; uma sufocação que requer uma reação. Aqui, a reação é vital.

Observemos que o excesso de um temperamento PL vai provocar, em primeiro lugar, reações no meio circundante. Se o meio penaliza esse tipo de comportamento, a pessoa pode, posteriormente, desenvolver uma reação de tipo AL, por medo dos outros. Este é o caso do exemplo a seguir.

3) Sendo AL uma estrutura de defesa, seus mecanismos de excesso, de reatividade, vão se desenvolver, com freqüência, diante das circunstâncias exteriores. Entretanto, essa estrutura tende a instalar-se muito rapidamente num círculo vicioso, e aquilo que é uma proteção torna-se então um mecanismo de autodestruição. A pessoa espremida numa tal AL esquece dificilmente, reaviva seus medos, desenvolve rancor e culpa.

Observemos que as cadeias — A — (anteriores) tendem, aqui também, a se reforçar mutuamente. O fechar-se em si de AL é reforçado por AM, se esta última é ativa na personalidade em questão. Uma AP realizada pode romper esse círculo vicioso. Mas frágil e em excesso, ela aumenta toda a sua passividade e acrescenta peso ao fechamento de AL.

REFLEXÕES SOBRE UMA ABORDAGEM TERAPÊUTICA DA ESTRUTURA AL

Mais do que todas as outras, essa cadeia e essa pessoa não se deixam domesticar logo de saída. Elas nunca suportarão ser tratadas de modo brusco. Fechar-se-ão ainda mais. Tentar abrir esse corpo desconfiado necessitará respeito, paciência, tempo, muita habilidade, manobras bem escolhidas.

Observemos que essas pessoas não protestarão, necessariamente. Pelo contrário, fechando-se mais e mais, o processo irá agravando-se para patologias cada vez mais graves.

Manobras escolhidas — como, por exemplo, manobras suaves da drenagem linfática de Vodder — são particularmente indicadas para o caso em questão. Elas representam mais que uma drenagem da linfa, são uma massagem reflexa sobre a cadeia AL.

126

Se essas duas estruturas, PL e AL, tendem a marcar muito sensivelmente a expressão corporal de pessoas que atravessam um período difícil, quando em excesso, no melhor dos casos, elas exercem seu predomínio em terrenos distintos. No pior dos casos, pode acontecer que estejam em escalada, juntas, em uma mesma articulação. Esta última ficará presa como numa torquês. Já vimos exemplos disso na Figura 32; voltemos a eles.

Na Figura **32 a**
PL domina no conjunto do corpo. Observemos a translação da bacia para a direita, ligada a uma tensão mais forte de PL à esquerda (porção abdutora do leque glúteo). Nenhum problema nesse nível, mas o equilíbrio está comprometido por uma escalada PL AL sobre a bacia. Isso tem como conseqüência uma torção pélvica que leva o ilíaco direito a uma retrobáscula relativamente a um ilíaco esquerdo fixado pela escalada AL PL.

NB. No caso citado, só a observação do plano dorsal não permite desvendar essa torção pélvica. Ela foi confirmada por outros testes.

Na Figura **32 b**
é AL que domina consideravelmente a morfologia. Notemos a torção das cinturas resultante de uma AL mais ativa à direita (grande dorsal e pequeno oblíquo). Notemos ainda que a supremacia de AL, que se manifesta naturalmente à direita, é também bastante forte à esquerda. Mas o essencial do problema resulta da reatividade de uma PL que se manifesta no ombro direito, que está preso como numa torquês. O ombro enrolado para a frente é significativo da atividade normal de uma AL. Mas a elevação desse ombro, com um trapézio superior fortemente contraído, assinala a reatividade da PL e o desconforto dessa articulação escápulo-umeral.

A bacia também não parece estar à vontade, mas aqui os testes não foram tão conclusivos como no caso anterior. Trata-se, sobretudo, de uma ligeira báscula lateral da bacia, para a direita, cuja causa deve ser procurada nos membros inferiores.

Notemos que a atividade da cadeia AL é menos bem tolerada pelas articulações dos membros inferiores, principalmente à esquerda. Este é o caso aqui. O predomínio da cadeia AL é considerável e coloca essa cadeia articular em dificuldade.

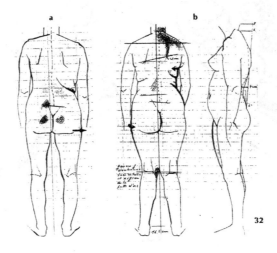

Inicialmente por um comportamento preferencial, repetitivo — e, com mais razão, se o gesto for contido, bloqueado por várias razões de natureza social — o corpo torna-se portador de *marcas*; ele mostra indícios reveladores de certas predisposições e sofrimentos.

A abordagem preventiva é mais interessante do que a terapêutica, e é possível graças à leitura desses indícios. Não se deve encarar levianamente um certo modo de manter a cabeça, que poderia explicar uma falta de concentração ou falhas de memória. Ou uma certa atitude dos ombros que poderiam explicar gritos, crises, pulsões violentas. Ou ainda, certos "fechamentos" em diversos pontos do corpo, que poderiam dar uma explicação a respeito das realizações e da criatividade que parece se esgotar.

O terreno que predispõe, repetimos, pode explicar como o *acidente*, ou a *deformação* que torna a pessoa inválida não se devem, necessariamente, ao acaso e à falta de sorte.

Essa predisposição será contornada se nos tornarmos conscientes e vigilantes.

O método G.D.S propõe uma *leitura do corpo*, uma abordagem preventiva e curativa. Uma leitura, não para a saber "quem sou" mas para perguntar-se

"Em que trecho do meu caminho estou?".

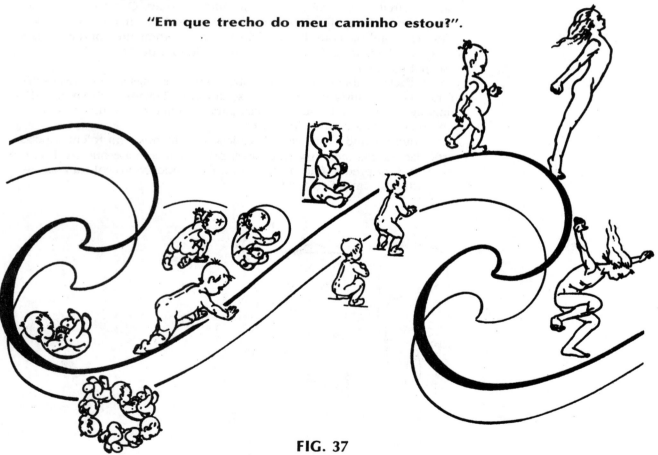

FIG. 37

4º

ESSAS CADEIAS QUE NOS ACHATAM

Achatamentos anteriores, posteriores, laterais e achatamentos da coluna. Escaladas entre várias cadeias em reação, umas relativamente às outras, e eis que se instala um molde muscular.

Entretanto, no início, tudo começou com conjuntos musculares de expressão corporal. Esses conjuntos se fazem e desfazem para representar um papel em uma peça na qual o corpo se exprime, FALA, associando-se com prazer às palavras.

Esses conjuntos musculares, psiconeuromusculares, são gerados por esquemas comportamentais que também expressam um modo de ser, um modo de viver. Depois, pode acontecer que esses conjuntos de expressão corporal manifestem uma tendência a se INSCREVER nas atitudes e formas do corpo. O corpo FALA ainda, mas agora sua linguagem já está gravada para durar, sob o risco de fixar-se permanentemente.

Em seguida, tudo vai se complicar com os GEMIDOS DO CORPO através de contorções ou distorções que insistem para expressar, ainda e com mais insistência, certas mensagens. Expressar um modo de ser que, de certa forma, está imobilizado, mas expressar também todas as nossas dificuldades. "Os não ditos", as palavras reprimidas, o mal-estar obscuro e indefinido... É então, sobretudo, que esses conjuntos musculares entram em reação e endurecem.

O corpo está como que preso em um molde, num estojo que o cerca e aprisiona por todos os lados. Mas, por cima e por baixo dessa tensão generalizada e aparentemente informe, ainda há cadeias bem precisas. Encadeamentos personalizados, que aprisionam o ser em esquemas comportamentais bem definidos, com achatamentos bem particulares. Eles predominam na frente, atrás, na própria coluna, nas laterais... ainda identificáveis para se tentar chegar às causas do problema.

Identificáveis para tentarmos, também e principalmente, escolher e dosar nossas intervenções.

Esse "molde muscular" e aponevrótico é fabricado por camadas em ação e em reação, cadeias em atitude de defesa, que nossas intervenções podem exacerbar. É então, justamente quando isso se torna difícil que é preciso abordar o problema de outro modo.

• **Primeiro:**

Estamos encurtando caminho quando nos dirigimos diretamente à estrutura AP. AP em todas as suas formas, desde o riso, o ritmo, o equilíbrio, ao gesto ESPIRÓIDE, que acionam todas as cadeias em conjunto, coordenando-as, e, mais precisamente ainda, alongando-as.

Não esqueçamos, entretanto, que esses gestos *espiróides torcidos* são proibidos de início, pois são dolorosos. Dóem precisamente porque essas estrutura AP se apagou em nós e se fixou. Será preciso, justamente, despertá-la, ativá-la, mas com muitas precauções, com infinita prudência, progressivamente. Nada impede, por exemplo, começar esse trabalho nos dedos, punhos, tornozelos.

FIG. 38

É preciso não esquecer que estamos diante de cadeias de expressão corporal que também devem ser abordadas pela expressão corporal, pelo gesto, pelo movimento.

Sim, pelo movimento. Mas não de qualquer jeito. É aqui que se abre, no contexto de nossos cursos de formação, um capítulo intitulado: "**O gesto-fonte**".

Se faz necessário selecionar, descobrir e conscientizar aquilo que nossos movimentos costumam apresentar de estereotipado, artificial e inadaptado às nossas estruturas osteoarticulares. Movimentos que desgastam e que achatam a estrutura óssea, que a destróem.

Retornar à fonte do gesto, essa fonte que nos revela aquilo que nossos ossos e nossas articulações gostam de fazer. Encontrar esses gestos que lubrificam nossas dobradiças, que as vitalizam... É preciso reencontrá-los estudando a forma dos ossos e das articulações.

Já dissemos que "a função governa a estrutura". A partir das origens de nossa posição bípede, a função já modelou ossos e articulações. Embora nossas peças ósseas lembrem as de um pássaro, de um felino ou um macaco, elas diferem pela definição e pelo acabamento da forma, que se adaptou às nossas funções.

Logo, o retorno às fontes, a busca da justeza, consiste em descobrir e conscientizar, a partir da arquitetura humana, as formas corretas do gesto humano.

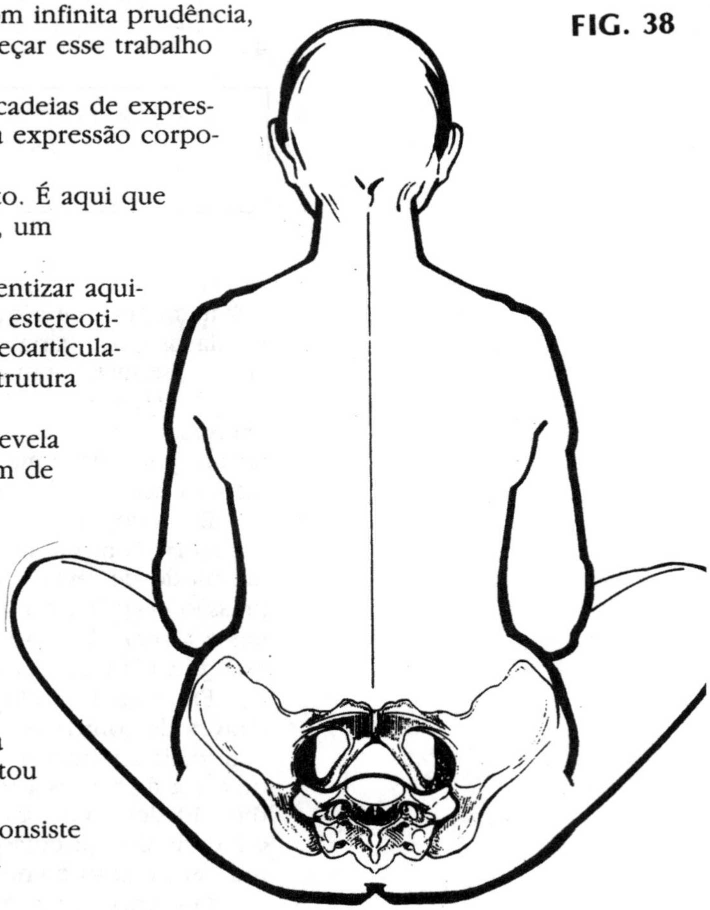

• **Segundo:**

Encurtamos caminho relativamente a uma desescalada perigosa de nossos músculos encadeados, indo diretamente ao osso (**Figura 38**).

É pela conscientização de um corpo, instrumento de nossa expressão, que se deve ir ao essencial.

Enfatizamos a conscientização e a visualização em nós mesmos de uma arquitetura óssea, muito bela, muito inteligente e harmoniosa. Essa arquitetura — sagrada — representa o suporte inevitável de nossa utilização corporal. Conscientizar-nos do osso em nós compreende três procedimentos muito importantes:

O primeiro procedimento é a consciência da forma óssea, que abre o caminho para o *gesto fonte*, o gesto correto.

O segundo procedimento é a consciência de uma estrutura óssea em nós, para chegar a uma vivência que dê segurança. Sendo o osso um suporte, o corpo pode ser vivido construído, estruturado e conferindo segurança.

O terceiro procedimento concerne ao músculo. Viver em nós essa construção óssea é como dar autorização ao músculo para relaxar.

Explicando melhor: nossas imagens do corpo influenciam incontestavelmente nossos esquemas comportamentais e nossas expressões corporais. Às imagens errôneas poderiam corresponder uma atividade e tensões musculares errôneas.

É importante perguntar-se se "em nossas imagens do corpo, o osso está presente?".

Coloquemos as crianças encostadas à parede e tracemos os contornos de seus corpos. Se depois lhes pedirmos que desenhem, dentro do contorno, a arquitetura óssea, a armação de seu corpo, qual será o resultado?

O osso é geralmente insignificante. Pior ainda, ele é fragmentado, deformado, até mesmo ausente do esquema corporal. Será normal reduzir o corpo a "saco de pele" forrado por uma camada muscular?

O músculo está presente no esquema corporal e chega a ser um fato social corriqueiro, como nos anúncios de academias de musculação. Que fabricam couraças musculares.

Quando nossas imagens se limitam a esta, do músculo sem suporte ósseo, o músculo só pode se endurecer para ocupar o lugar do esqueleto. Está claro que esse "esqueleto muscular" não está autorizado a se permitir o menor relaxamento. É preciso manter firme — e logo os músculos estão duros como cimento.

Diante de um músculo que se mantém contraído para substituir um esqueleto ignorado, que podem fazer os exercícios de relaxamento, nossas massagens e nossos estiramentos?

Se, em minha cabeça, desejo músculos compactos e duros como cimento, é porque decidi defender-me contra todas as tentativas de desestabilização de minha fortaleza muscular. Resisto inconscientemente e o molde músculo-aponevrótico que me aprisiona de todos os lados continua sua obra. Ele me achata bem mais do que a força da gravidade.

O que vai acontecer se passamos **"de um esqueleto muscular a um esqueleto ósseo?"**. Acontece que este é o melhor modo de chegar a um relaxamento. O músculo suspenso ao osso pode, finalmente, compreender que tem permissão para não fazer força.

Quando o osso toma seu lugar no corpo, ele organiza espaços onde "tudo respira". Quanto à "massa muscular", ela percebe que, por ser menos compacta, pode exercer um papel muito mais interessante.

O jogo da regularização dos elásticos musculares é um jogo muito complexo, que a conscientização do osso simplifica. Pois a imagem e a vivência do esqueleto em nós dão aos encadeamentos musculares seu comprimento e sua tensão corretos. Falando de outra maneira, em minha cabeça e em meu sistema nervoso, o porte do esqueleto torna-se uma referência para o comprimento e tensão do músculo.

Tudo isso, todos esses mecanismos "estão" entre nós e dispensam nossa intervenção?

Sim e não. Sim quando tudo vai bem, não quando um desequilíbrio nos leva às complicadas escaladas de tensões. Nesses casos, o piloto automático falha.

À força de observar o corpo humano, achamos que o corpo, para durar, deve passar por um segundo nascimento. Nascer uma segunda vez na consciência do homem, para poder existir verdadeiramente.

Possuímos bibliotecas e fitas de vídeo que nos informam sobre o mais pequeno inseto e a menor planta deste planeta. Tudo isso nasce para a consciência do homem, que então preservará sua existência.

O mesmo vale para nosso corpo, instrumento de nossa presença na terra. Quanto mais vivência e quanto mais consciência dessa presença e de seu funcionamento, maior será a qualidade que traremos à nossa existência.

Quando o piloto automático apresenta falhas, a fragilização desse corpo poderia constituir a ocasião sonhada para colocar um outro piloto a bordo e recomeçar a vida de outro modo (**Figura 39**).

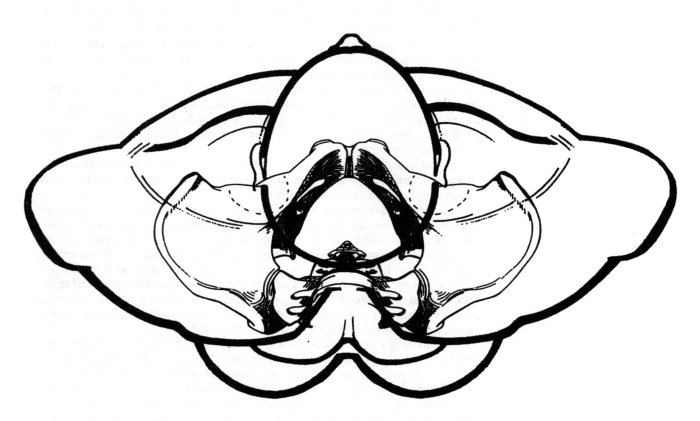

FIG. 39

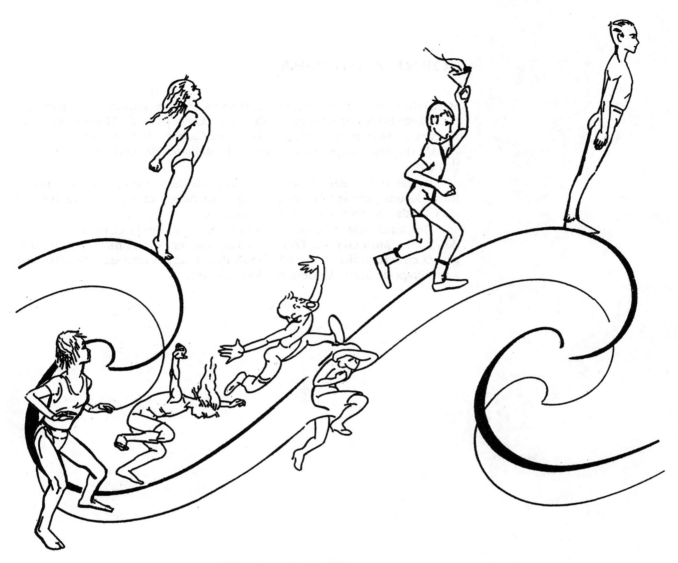

"Quem sou eu?"
... o que eu sei é que "estou em um caminho"

FIG. 40

SOBRE A AUTORA

Mme. Godelieve Denys-Struyf é fisioterapeuta e osteopata. No início da década de 80 foi professora da Escola de Osteopatia de Maidstone, Kent, Inglaterra. Atualmente é responsável pela Cadeira de Reumatologia no ISCAM (Instituto Superior de Carreiras Auxiliares da Medicina), em Bruxelas.

Desde 1975 vem ministrando cursos na Bélgica e na França, tendo formado um grande número de terapeutas nesses dois países. Também no Canadá seu método tem sido aplicado.

No Brasil, seu trabalho vem sendo divulgado pelo Centro Brasileiro de Cadeias Musculares e Técnicas GDS, que, em dezembro de 1995, organiza em conjunto com o SESC São Paulo, um evento de três dias com a presença de Mme. Godelieve Denys-Struyf.

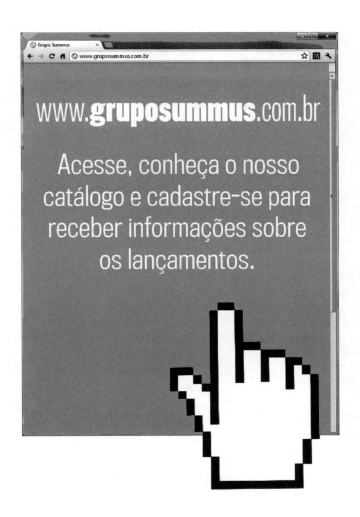

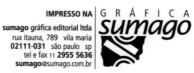

IMPRESSO NA
sumago gráfica editorial ltda
rua itauna, 789   vila maria
02111-031   são paulo   sp
tel e fax 11 **2955 5636**
sumago@sumago.com.br